Guía ancestrales de limpiezas chamánicas

Guía ancestrales de limpiezas chamánicas

Descubre el poder de los cinco elementos

Lucy Mary Marin Fuentes

Munay weyu

Título: GUÍA ANCESTRAL DE LIMPIEZA CHAMÁNICA
Descubre el poder de los cinco elementos

Autora: Lucy Mary Marin Fuentes (Munay Weyu)

ISBN: 9798728198413

Sello: Independently published

Publicación: abril 2021

Maquetación: Liliana del Rosso

Corrector: Alana Acuaterra.

Diseño de portada:

(Art.270 y siguientes del Código Penal). (Copyright)

Reservados todos los derechos. No se permite la reproducción total o parcial de esta obra, ni su transmisión en cualquier forma o por cualquier medio (electrónico, mecánico, fotocopia, grabación u otros) sin autorización previa y por escrito de los titulares del copyright. La infracción de dichos derechos puede constituir un delito contra la propiedad intelectual.

© MunayWeyu 2021.

Agradecimiento

Dedico este libro al gran espíritu padre/madre.

A nuestros queridos maestros, que me han guiado durante este proceso.

A mi abuela materna, a mi madre, a mis hijos, a mis nietos, a José Javier Boix Agullo, María Teresa Salas, Adoración Boix Agullo y a todos mis pacientes que han estado en mis cursos y talleres recibiendo estas herramientas.

CAPÍTULOS

I. LOS ELEMENTOS DE LA NATURALEZA
II. AGUA
III. TIERRA
IV. FUEGO
V. AIRE
VI. ETER
VII. CONSEJOS DE LAS ABUELAS
VIII. RECONECTANDO CON NUESTRO CUERPO
IX. CONJUROS, RITUALES Y AMULETOS
X. CIERRES Y CORTES ENERGÉTICOS SEXUALES
XI. RITUAL PARA VOLTEAR TRABAJOS DE MAGIA
XII. ORACIONES
XIII. MOTIVOS POR LOS QUE LOS HECHIZOS NO FUNCIONAN

INTRODUCCIÓN

Partiendo de que los 5 elementos de nuestra madre Tierra son: agua, fuego, aire, tierra y éter, los cuales están definidos como arquetipos que tienen su efecto en nuestro ser, nuestra conciencia y forma de entender nuestro entorno. Desde el momento que nuestro padre coloca la semilla y nuestra madre la riega, nos formamos como un ser humano, en el cual conviven estos 5 elementos. Recordemos que somos seres espirituales viviendo una experiencia humana por lo tanto somos energía. El agua es nuestro conductor dentro del vientre de nuestras madres, es nuestro primer contacto con nuestra madre tierra; el aire lo respiramos a través de nuestra madre, sentimos el calor y estamos conectados a la tierra mediante la placenta. ¿Sabías que la palabra "Pastel" significa placenta? Y que al hacer un pastel de cumpleaños en realidad hacemos un ritual o ceremonia para conmemorar nuestro nacimiento, dándole honor a la placenta, ese lugar sagrado que nos albergó, en donde se guardan nuestras memorias ancestrales, células madres, árbol genealógico y así conectándonos con nuestra tierra.

Nosotros pasamos por 5 etapas que son los 5 elementos a lo largo de toda nuestra vida. La Primera etapa de nuestra niñez es el elemento agua el contacto con todas las emociones y enseñanzas, luego pasamos por la etapa de la Pre adolescencia que es el elemento fuego son las pruebas, la tribulación, las dudas y el temor y así quitamos paradigmas, la tercera etapa es la adolescencia que representa el aire, ya que toda la palabra que nos dicen se las lleva el viento, es la rebeldía y empezamos a renegar de nuestros padres, ya cuando entramos en etapa de la adultez que representa la tierra es cuando empezamos a recordar que estamos en este mundo por un propósito, nuestra vida es estable y serena, y por último entramos en éter cuando empezamos a buscar la espiritualidad o la esencia del ser, recordamos que fuimos enseñados desde el tener y desde el hacer y no desde el amor.

Nuestro cuerpo está formado por el 60% de agua y tenemos el poder de sanarnos mediante ella. Estudios así lo han demostrado, como por ejemplo el libro: *"El verdadero poder del agua de Masaru Emoto"*. Así como también podemos sanar a través del fuego, la tierra y el éter.

CAPÍTULO I.

LOS ELEMENTOS DE LA NATURALEZA

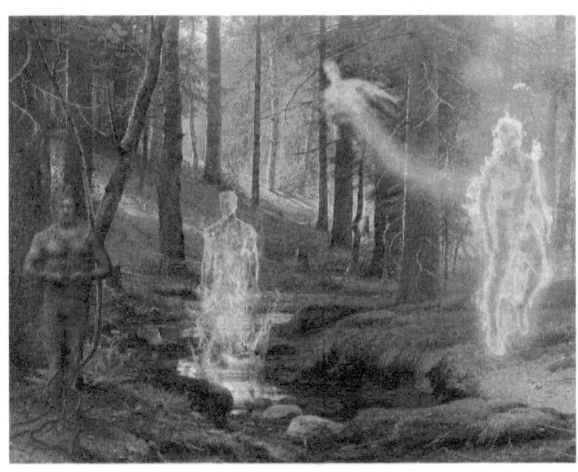

"Sé tierra" dijo el maestro, la tierra recibe los desechos de hombres y animales, y no es perturbada por esto, al contrario, transforma las impurezas en abono, y fertiliza el terreno.

"Sé agua" dijo el maestro, el agua se limpia a sí misma y limpia todo lo que toca. Sé agua en torrente.

"Sé fuego", dijo el maestro, el fuego hace que la madera podrida se convierta en luz y calor. Sé el fuego que quema y purifica.

"Sé aire", dijo el maestro, el aire esparce las semillas sobre la tierra, hace que el fuego arda con más fuerza, empuja las nubes para que el agua caiga sobre todos los seres.

"Si tienes la paciencia de la tierra, la pureza del agua, la fuerza del fuego, y la justicia del viento, eres libre".

Los dadores de la vida

El respeto y la reverencia que las tradiciones antiguas de América mantenían hacia los 4 elementos fundamentales: **la Tierra, el Agua, el Fuego y el Aire.** Este respeto estaba basado en una consideración fundamental: nuestros antepasados estaban conscientes de la estrecha relación y dependencia que guarda la vida del hombre con estos 4 elementos.

"Para nuestros abuelos indios, había solo cuatro cosas a los que ellos se permitían aplicar el calificativo de "necesarias": la tierra, el fuego, el aire y el agua. Quita uno solo de esos cuatro elementos y la vida del ser humano deja de ser posible. Ahí tienes una razón sencilla por la que es importante guardar el inmenso respeto que guardamos con estos cuatro abuelos: ellos son los dadores de la vida, la vida proviene de ellos y nosotros simplemente (como nuestros viejos) hemos aprendido a agradecer constantemente ese regalo".

Son cuatro elementos, y el cuatro, representa la constitución material de nuestro universo, pues la materia (mater = madre) está formada por cuatro elementos.

CAPÍTULO II

AGUA

En todas las religiones y tradiciones espirituales, el agua tiene un rico significado que sobrepasa su realidad material. El agua simboliza fundamentalmente la vida. En la mayoría de los mitos de la creación del mundo, el agua representa la fuente de vida y de energía divina de la fecundidad de la tierra y de los seres vivos. Las grandes religiones y caminos espirituales expresan su encanto por las aguas a través de los ritos cósmicos, de iniciación y de purificación.

En la mayoría de las religiones, el agua como don sagrado tiene un significado de purificación, renovación, liberación, fertilidad y abundancia. El elemento agua está presente, santificando, sacralizando, interiorizando credos y culturas ancestrales. En general en las religiones, el agua es utilizada en los ritos de iniciación o de bautismo.

El agua pertenece al patrimonio simbólico de todas las culturas y religiones. En todo el planeta el ser humano proyecta sobre el agua la realización de sus esperanzas y temores, la promesa de la vida y la amenaza de la muerte. El agua carga todo esto; sequías e inundaciones son señales de la dificultad de controlar el poder de agua.

Para muchos pueblos indígenas, el agua es un don de las divinidades, es morada de los espíritus, para estos pueblos, el agua es sagrada; muchas de sus tradiciones afirman en sus mitos fundamentales que el ser humano fue hecho o creado del agua, o bien, salió del agua para la tierra, a fin de cuidar de la naturaleza. Otras tradiciones creen que el agua es el punto de relación entre el cielo y la tierra; lo humano y lo divino.

Nuestro primer contacto es con el agua, siendo formados con emociones, concebidos dentro de la barriga de mamá.

Es importante saber cuándo y cómo trabajar con el agua y eso lo veremos en el capítulo 7 con los conjuros y rituales.

CAPÍTULO III

LA TIERRA

Es la madre, la suavidad, la sumisión, la firmeza, la fecundidad, el origen del todo, la materialidad.

El elemento Tierra es el único de los cuatro elementos, que representa la base y el fundamento del resto. A su vez, simboliza el soporte de nuestra propia existencia y de todo aquello que queremos lograr en nuestra vida. Se podría decir que representaría la materialización de todos nuestros verdaderos deseos. No obstante, se trata de un elemento rígido e inflexible que lo hace ser más complicado que el resto de los elementos. El elemento Aire es el único que es capaz de apaciguarlo y, en definitiva, equilibrarlo.

Este es el elemento del Planeta Tierra y, de hecho, están ligados no solamente por el nombre sino por muchas otras razones. A su vez, La Tierra está conectad, con todos los seres vivos que existen, a excepción de aquellos animales que pasan toda su vida en el océano profundo. Si encontramos desequilibrios en una persona, dominados por este elemento podría significar que tiene problemas para poner los pies en el suelo o, dicho de otra manera, para ver la realidad. Por otro lado, podría significar que está perdiendo su conexión con el suelo.

CAPÍTULO IV

EL FUEGO

El Fuego, lo que aviva, transforma y libera. "El fuego que está siempre relacionado con el concepto de purificación, energía primaria, vida, calor, civilización (en el sentido más amplio de conocimiento superior).

El Fuego que es el Sol mismo y que preside desde el centro de los círculos ceremoniales y rituales nocturnos de muchos pueblos.

Para nuestras filosofías, el Sol es nuestro Padre que da el calor y la energía a la vida.

CAPÍTULO V. EL AIRE

El Aire, que es lo que expande, difunde y relaciona. Está presente en el aliento del hombre y del animal, ese aliento por el cual se relatan muchas de las tradiciones de la Tierra. El

Creador infunde vida en sus criaturas. El Aire es, por tanto, señal inequívoca de la presencia de la vida en el hombre, y cuando la vida lo abandona, se extingue también la presencia del Aire, del aliento. Además, el Aire es el vehículo de la luz.

CAPÍTULO VI

ETER

El éter es una sustancia extremadamente ligera que ocupa todos los espacios vacíos como un fluido. En las Ciencias Ocultas, el éter atrae y favorece el pensamiento mágico y todo lo relacionado con la espiritualidad y el misticismo. Para algunos alquimistas el éter era la quinta esencia o quinto nivel de vibración.

CAPÍTULO VII

CONSEJOS DE LA ABUELA

Estos son los consejos de mi abuela a que le llamaba cariñosamente Nenana:

- Deja los zapatos en cruz debajo de la cama para que no vengan los espíritus a molestarte.
- Has 3 bolsitas con sal y tíralas en el techo de la casa para protección.

- Ten paciencia todo llega en su momento.
- Levántate temprano para recoger los primeros rayos del sol es bueno saludarlo.
- No te bañes tarde y si lo haces no te mojes la cabeza para no coger frío en el vientre.
- Escucha tu corazón.
- Recuerda que lo que haces ahora, es lo que siembras y recogerás mañana, por lo tanto de ti depende los frutos que recogerás.
- No soples las vela apágalas con los dedos.
- Cuando camines por calles oscuras no voltees.
- No te mires en espejos rotos traen mala suerte.
- No hay mentiras pequeñas, ni blancas di siempre la verdad.

Para ser una mejor persona debes aprender a cuidarte, a ti y a los que te importan. Deshazte de las compañías tóxicas y comienza a ver el lado positivo de cada cosa que te pasa.

Los consejos de las abuelas para ser una mejor persona han hecho parte de nuestra vida desde niños. Aunque algunas veces les restamos importancia, con el paso del tiempo nos vamos dando cuenta de cuán cierto es todo lo que nos dijeron.

Ocho consejos de la abuela para ser una mejor persona

Los años y la experiencia les ha dado tanta sabiduría a las abuelas que nos cuesta trabajo creer que muchas de las cosas que dicen son valiosas. No obstante, cuando aprendemos a aceptarlos y aplicarlos en nuestra vida, mejoramos nuestra manera de ver el mundo y aprendemos la importancia de ser una mejor persona.

Es cierto que cada uno tiene personalidades diferentes. No obstante, en ocasiones es necesario erradicar aspectos negativos y hacer cambios para alcanzar la felicidad.

1. Réstale importancia a lo material

Para empezar, a veces, sin ser conscientes, nos pasamos largos periodos buscando la felicidad entre bienes materiales. No obstante, al final, no nos aportan nada significativo.

Es cierto que muchas veces nos pueden dar alegría y tranquilidad. Sin embargo, nunca serán más importantes que las experiencias, las personas y los detalles simples.

2. Piensa en el futuro y suelta el pasado

Sin importar el momento o lugar en que te encuentres ahora, confía en que el futuro será mejor. Siempre hay muchas oportunidades para lograr nuestros objetivos.

Deja de pensar en los malos momentos del pasado y suelta aquellas cosas que, de manera indirecta, se están volviendo una carga cuando deseas trascender.

Cada experiencia del camino es útil para crecer y ser mejor persona y, aunque por un momento parezca mala, el tiempo te irá demostrando que no es así.

3. Aprende a ver el lado bueno de las cosas

¿Te has puesto a pensar en todo el tiempo que pierdes por pensar que el mundo está en tu contra?

Todas las cosas que te ocurren, sean buenas o malas, al final terminan brindando experiencias que te servirán para ser mejor. Además, la vida te irá llevando por diferentes lugares, te mostrará caminos y, aunque no lo creas, también te curará de los malos ratos.

4. Dedícales tiempo a las personas que amas

El trabajo es un pilar muy importante en la vida de todo individuo, pero no debe ser lo "único".

Para crecer a nivel psicológico, espiritual y ser felices es fundamental dedicar tiempo suficiente a todas esas personas que hacen que valga la pena vivir.

No importan la circunstancia por la cual llegaste a este mundo, agradece el solo hecho de estar vivo, la familia y los amigos son un combustible que nos permite vivir y ser fuertes ante cada experiencia, ten presente siempre tus raíces.

5. Aprende a desprenderte de algunas personas

Aunque muchas veces nos duele, no todos son nuestros amigos y la persona que queremos como pareja no siempre es lo que esperamos. Si bien es difícil controlar los sentimientos, lo más saludable para encontrar la felicidad y ser mejor persona es alejar a la gente tóxica.

Estas personas se van convirtiendo en un gran obstáculo. De alguna forma, interfiere para llegar a nuestros objetivos futuros.

Importante recordar, que a veces no estamos con quien queremos, sino con quien necesitamos estar, para aprender lecciones de vida, no sanadas dentro de nosotros mismo. Hay maestros del amor y maestros del dolor, todos al fin y al cabo son MAESTROS.

6. La vida puede ser simple

Cuando tenemos muchas obligaciones y tareas que cumplir nos llenamos de estrés y sentimos que la vida es demasiado complicada. Pero ¿por qué verlo de esta manera?

Todo es cuestión de actitud y, un gran número de veces, nos desgastamos sin necesidad alguna. Debemos aprender a hacer las cosas una a una, lo mejor posible para no tener que repetirlas, recordando que somos seres espirituales viviendo una experiencia humana.

Por último, procura ser disciplinado con todas tus cosas, sé activo y aprovecha al máximo el tiempo y evita aquellos "ladrones de tiempo" innecesarios. Vive el presente y deja el pasado con sus pesadas cargas.

7. Mantén tu mente positiva

Las abuelas siempre nos han dicho, que muchas de las cosas que nos ocurren son por la actitud con la que asumimos la vida. **¡Es cierto!** Además, solemos complicarnos, ver el lado malo de las cosas y autocriticarnos de una forma tan severa, que lo único que logramos es ponernos más dificultades en el camino.

Sonreír, buscar el lado amable de cada cosa y para así encontrar soluciones, antes de quejarnos nos puede ayudar, a ser mejores tanto a nivel individual como social. Además, nos hará la vida más feliz. Recuerda que cuando alguien toca tu herida, por supuesto que duele, más no el que te la toca fue el que la produjo. Se consiente de tu herida y deja de echarles la culpa a los demás, ocúpate de sanar y cicatrizar bien.

8. Haz lo que amas

Por último, una y mil veces nos lo han dicho: "haz lo que amas". No obstante ¿por qué nos cuesta tanto hacerlo?

Estamos tan preocupados por conseguir bienes y hacer dinero, que dejamos a un lado nuestras pasiones y nuestros sueños.

Tener el valor para seguir lo que de verdad te gusta y amas, no solo te dará felicidad. También te hará sentir orgulloso y satisfecho de quién puedes llegar a ser. Pero, ¿cuántas de estas cosas aplicas en tu vida?

Cuatro consejos fáciles de la abuela con los elementos

La sanación chamánica aborda la enfermedad en todos sus aspectos: físico, mental, emocional y espiritual.

En la eterna sucesión de los ciclos, los elementos se agrupan en un equilibrio dinámico, el cosmos, hasta que, acabado su periodo de existencia, el equilibrio se rompe, los elementos se disuelven en el caos y todo empieza de nuevo.

Así, para la medicina chamánica, todos los seres están conectados por flujos de energía, los cuales tienen características propias, relacionadas entre sí.

Cada uno de los cuatro principales órganos humanos posee la energía vibratoria de un elemento: los riñones, la del agua; el hígado, la de la tierra; el corazón, la del fuego y los pulmones, la del aire. La energía vital circula recorriendo estos órganos en ciclos que marcan biorritmos diarios y estacionales; los desequilibrios o las enfermedades aparecen cuando se estanca o se altera su flujo.

1. Toca la tierra

Busca cada día momentos para entrar en contacto con la tierra: camina descalza por el césped, la arena, sobre guijarros o, incluso, la escarcha. Así descargas la electricidad estática, acumulada en tu cuerpo y tomas contacto con las energías de la Tierra.

2. Tonifícate con agua

Añade a tu ducha diaria, un toque de naturaleza: coloca pequeñas piedras pulidas en el suelo de la bañera y termina las duchas, con unos instantes de agua fría, en la medida en que puedas aguantarla. De este modo tonificas el sistema termorregulador y haces que la piel y los músculos reaccionen.

3. Date baños de sol y de luna

Se pueden tomar baños de sol en cualquier estación del año, procurando que en verano sea por la mañana y al caer la tarde; y en invierno, a mediodía.

Al anochecer, podemos igualmente exponernos a la luz de la luna.

4. Respira conscientemente

Dedica unos minutos, a tomar consciencia de tu respiración: toma el aire lenta y profundamente, retenlo unos instantes y deja que salga despacio.

Ralentizando la respiración también provocarás una disminución en la frecuencia cerebral, lo que te ayudará a relajarte.

CAPÍTULO 7.
LOCALIZACIÓN DE LOS 5 ELEMENTOS EN NUESTROS CHAKRAS

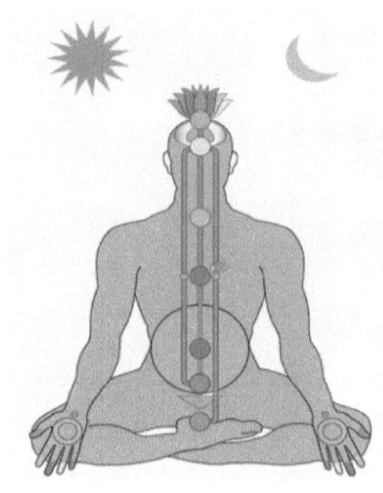

Eter Coronilla, es la conexión y expansión del Ser, comunicación abierta a otras dimensiones.

Viento Garganta, canal de cocreación y creación en el mundo de las formas y en el mundo invisible.

Tierra Corazón, conexión con el todo, manifestación de amor y del alma.

Agua Plexo Solar, comunicación con las emociones, con el mundo exterior en el mundo de las formas, de lo creado en creencias y paradigmas.

Fuego Sagrado, conexión con la vida.

Nota: Información fue recibida mediante canalización.

CAPÍTULO 8.

RECONECTADO CON NUESTRO CUERPO

En este camino de toma de consciencia de lo que realmente somos, de tomar nuestro poder, surge esta oportunidad maravillosa, de volver a conectar con nosotros mismos, a través del interior y de lo que nos rodea, ya no, para cederle nuestro poder, sino para ir a favor de lo que nos muestran, comprendiendo que somos parte de ello, que está en nuestra naturaleza, tanto como cada respiración que hacemos cada día.

Y es este el tiempo de conectar con nuestra divinidad, con los seres completos que habitan en nosotros, hacer este trabajo de integrar ambas polaridades en nosotros y entrar en ese espacio de la verdadera conexión con lo que somos.

Hacer este trabajo de reconciliación y de reunión con todos los hombres y mujeres, pues no hay separación, todos caminamos unidos hacia el mismo destino.

Este camino empieza en la Tierra, en reconocer nuestra conexión con nuestro cuerpo físico, con nuestro planeta y cómo parte de él, así empezar a vivir en conexión, con el movimiento que en nosotros producen los ciclos de la luna y el sol.

Así por ejemplo llega este tiempo de ir a favor y en conexión con los ciclos lunares:

- Dejar marchar en luna menguante.

- Limpiar y regenerarte cada luna nueva.
- Crecer y proyectar en creciente.
- Sentir la plenitud en la luna llena.

Ir a favor de la rueda del año, que sería entrar en conexión con lo que nos van mostrando las estaciones, el Sol y las experiencias que nos ofrecen:

El otoño con su movimiento de soltar, de liberarnos de lo que no queremos o no ha dado, su fruto, y recoger la última cosecha tardía antes del invierno.

El invierno para la introspección, para coger fuerzas, para mirar hacia dentro, para cuidarnos, para resguardarnos; la primavera para despertar de nuestro letargo y proyectar nuestros sueños, plantar nuestras semillas y el verano para vivir la plenitud, el gozo y recoger lo sembrado.

"El amor también tiene un ciclo de cuatro estaciones, la primavera es el brote de todo el nacimiento del dar que disminuye el ego, el momento de ceder, en la primavera bajamos nuestras defensas, nos ponemos tiernos o más cariñosos, damos presencia, reconocemos la valía de la otra persona o la sobrevaloramos. La primavera es muy bonita, agradable y confortable; lo malo es que cuando se termina la primavera llega el verano. El verano es ardiente y pasional requiere nuevos elementos para mantener viva la naturaleza. Es época de plagas y empiezan a brotar las plagas propias y las de quien tenemos en frente, llega el otoño que es todavía más severo, más extremo, intenso y ávido, tiene una avidez que pone de manifiesto la carencia.

Empezamos entonces a almacenar y ya no queremos dar, al final alcanzamos el invierno, la renuncia de la primavera, el comienzo de la crisis final, el desamparo y la soledad. En el invierno nos volvemos más demandantes". *Guillermo Borjas.*

Es importante transformarnos y mirar estas cuatro estaciones con atención e invitarnos a una actitud de apertura, de honestidad, de reconocimiento y aceptación.

Es así como la rueda del año nos invita a girar al ritmo de sus tiempos, para estar en armonía con esta tierra sagrada en la que vivimos.

Y desde esa conexión surge la magia, la verdadera alquimia, porque nos hacemos responsables de nuestros tiempos y nuestros procesos y rueda tras rueda vamos ascendiendo, pues entramos en ese movimiento en espiral que rige el universo. Y desde este lugar entramos en conexión y celebración permanente, pues todo lo que nos ocurre son regalos y bendiciones, todos los tiempos son sagrados.

Bendecimos lo que tenemos, agradecemos lo que se va de nuestras vidas, proyectamos nuestros sueños y deseos, sentimos cómo germinan en nuestro interior pues ya hemos conectado con que somos tierra fértil, y nos rendimos al presente a vivir con intensidad cada experiencia que tengamos pues nada de los que nos sucede es ajeno a nosotros, todo es un reflejo y todo forma parte de nosotros.

Y lo que no queremos ver, nuestra sombra, está ahí para darnos la mayor de las oportunidades, pues una vez que somos capaces de mirarla a los ojos podemos ver la luz que se encuentra al final del camino y que solo era una resistencia, una puerta que teníamos que atravesar para seguir avanzando, para seguir ascendiendo.

Desde la Tierra al Cielo, siendo cada día los seres espirituales que somos, en lo cotidiano, en cada paso, en cada amanecer, en cada anochecer, porque vivir **CONSCIENTE** es ser espiritual, moverte al ritmo de la vida, es ser espiritual, estar en conexión con tu cuerpo, honrarlo, disfrutar de él, gozar de la vida en plenitud, del placer es ser espiritual.

Porque no vinimos a este mundo a ser infelices, a desconectarnos de nuestra naturaleza, a sufrir, a vivir en las "nubes" deseando marcharnos. Vinimos a aprender, fluir, experimentar, ser amor en movimiento, ser amor en plenitud, trascender los miedos, vinimos a gozar, amar, llorar, reír, avanzar, retroceder, pero conscientes de que cada uno de los pasos que damos desde la conexión y la consciencia nos elevan y nos ayudan a ascender.

Aprendamos a danzar al ritmo de la vida, en armonía y sincronía perfectas.

Te invito a descubrir este camino espiritual que te lleva de la Tierra al Cielo, integrando **TODO** lo que realmente eres.

De acuerdo a tu elemento, ¿cómo se relacionan con tu personalidad?

Aquí hay algunas características que pueden ayudarte a discernir tu elemento de personalidad:

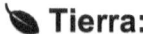 **Tierra:**

La gente a menudo tiene pasatiempos como la jardinería o el senderismo (por ejemplo, estar con la naturaleza). Personalidades de la tierra a menudo se molestan por los espíritus gitanos proverbiales que parecen volar de aquí para allá, sin ningún fundamento. A las personalidades de la Tierra con frecuencia les gustan los colores verde, marrón y negro. Eso sí, estas son generalidades, pero ya ves lo que quiero decir.

☐ **Aire:**

Disfruta de los viajes, la aventura, la libertad y/o los esfuerzos atléticos que requieren movimiento. Puede ser suave hablado con arrebatos periódicos. Los colores favoritos son amarillo, blanco o pasteles. Usa telas livianas y aireadas y no le gustan las personas que son rígidas y las que se preocupan demasiado por las reglas.

🔥 **Fuego:**

Tiene toneladas de energía pero una tendencia a excederse en todo. Presencia bulliciosa, a veces ruidosa, intensa y es un buen motivador. Los colores favoritos son rojo, naranja y azul brillante. No le gustan las personas poco entusiastas que no parecen estar de pie. Puede disfrutar de saunas, bronceado, construcción de hogueras, etc.

💧 **Agua:**

Tiende hacia la gentileza y ser la proverbial "madre" para todos. Los colores favoritos son verdes azules, morados y marinos. No le gustan las personas de cabeza caliente que no muestran control personal, y tampoco le gustan los conflictos. Los pasatiempos pueden incluir natación, pesca y paseos en bote.

Conectando de forma consciente con la madre naturaleza en tu camino

Antes de cortar la rama de un árbol o quitar una flor, avísale al espíritu del árbol o de la planta lo que vas a hacer, así puede retirar su energía de ese lugar y no sentir tan fuerte el corte.

Cuando vayas a la naturaleza y quieras tomar una piedra, que estaba en el río, pregúntale al guardián del río si te permite llevar una de sus piedras sagradas.

Si tienes que subir una montaña o peregrinar, por la selva verde o por la de cemento, pide permiso a los espíritus y guardianes del lugar. Es muy importante que te comuniques aun si no sientes, no escuchas o no ves. Ingresa con respeto a cada lugar, ya que toda la Naturaleza te escucha, te ve y te siente.

Cada movimiento que realizas en el microcosmos, genera un gran impacto en el macrocosmos.

Cuando te acerques a la vegetación, agradece por la medicina que tiene para ti. Honra la vida en sus múltiples formas y sé consciente que cada ser está cumpliendo su propósito, nada fue creado para llenar espacios, todo y todos estamos aquí, recordando nuestra misión, recordando quiénes somos y despertando del sueño sagrado para regresar al Hogar.

¿Qué tipos de amigos atraes?

¿Qué Personalidad elemental te parecen más atraídos por la regularidad? Tenga esto en cuenta, como conocer gente nueva. Es importante señalar en este punto que las impresiones de los elementos pueden venir a través de la entrada sensorial.

Fuego puede hacer que te sientas físicamente cálido, o quizás puedas escuchar su aura crepitar, oler un aroma ahumado en el aire, o ver bailar llamas en el campo áurico.

En cuanto a los otros elementos, aquí están algunas de las señales sensoriales que puedes percibir:

Tierra: los colores marrones o verdes que predominan en el campo áurico, olor a tierra fértil o prados, suena como tambores rítmicos o aquellos que provienen de un bosque deshabitado, la sensación es la de la tierra fría, en las palmas o la hierba debajo de los pies.

Aire: el color amarillo y el blanco predominan en el campo áurico, el olor de la brisa primaveral o una ventana recién abierta, como ráfagas, campanillas tintineantes o el crujido de las hojas, y sensaciones similares a las del viento que se mueve suavemente sobre la piel.

Agua: el color azul, azul verdoso o morado predomina el campo áurico, el olor de un océano, frente al lago o la frescura después de la lluvia, suena como olas o agua goteando sobre las rocas, y los sentimientos que van y vienen como las mareas mismas.

¿Cómo te relacionas con otros elementos?

Conocer tu personalidad, los elementos, y reconociendo que la de los demás es muy útil para las relaciones personales, especialmente cuando se trata de discusiones y mejora de la comprensión. La gente encuentra que las personalidades de agua contra fuego pueden realmente hacer hervir, mientras que las personas de aire suelen ofrecer una buena motivación. Gente de la tierra si se mezcla con la gente del agua hace las relaciones turbias, pero esto también crea el potencial de crecimiento real. Por otro lado, personalidades de la Tierra al parecer gente de aire dispersan su atención y tienden a arrancar de raíz los planes de buena disposición.

Una vez más, éstas son las inferencias generales, pero si usted es un buen "observador de la gente", usted encontrará cómo demostrar su valía. Además, todo el mundo tiene más de un elemento que pone en evidencia en su carácter.

Trace pasos para conectar con tu guía espiritual y sentir su presencia

Todos tenemos por lo menos un guía espiritual, un alma anteriormente humana o no, asignada a ser nuestro tutor terrenal para que nos inspire, nos apoye en la toma de decisiones y colabore con nosotros en los esfuerzos creativos. De la misma manera que cada uno de nosotros tenemos ángeles guardianes cuidándonos y protegiéndonos, también tenemos uno o más guías espirituales. Para sentirlos podemos seguir un proceso a través del cual podremos conectarnos y comunicarnos con este nutriente y protectora presencia espiritual.

Conecta con tu Guía Espiritual

Los guías espirituales tienen muchos "disfraces" y vienen de muchas fuentes. Tu guía puede ser un familiar fallecido que se comunica contigo de una manera que reconoces, o la energía se siente familiar. También puede ser una mascota que hayas tenido. Pueden aparecer en sueños, traer mensajes e ideas directamente a tu mente o ayudarte a sentir "impulsos" que te guían de una manera u otra, en el camino físico o espiritual, que tienes por delante.

"Hay quienes aseguran que nuestro guía espiritual es sencillamente nuestra alma, que está conectada con la sabiduría universal, y al poner atención sobre su existencia en nuestro ser, estaremos conectados con la fuente infinita de amor"

Poder contactar con nuestros Guías Espirituales es un don, que ha sido otorgado a la humanidad, pero hemos olvidado cómo hacerlo. No se requiere de un entrenamiento para aprender a contactarlos, sino más bien un corazón apacible y amoroso, abierto a lo espiritual, que podrá atraer justamente las bendiciones requeridas.

Pasos para conocer a nuestros guías espirituales:

A continuación te damos una serie de consejos que pueden ser la mejor manera de estar en comunicación con estos seres benefactores:

1. Establece un ambiente adecuado: Como en toda ceremonia, tu entorno físico debe estar preparado para sostener estas energías sutiles. Enciende una vela, atenúa las luces, limpia tu desorden y crea un espacio pacífico. Trae a este escenario cualquier objeto de poder, que tenga significado como cristales, objetos sagrados y arte espiritual. Estos formarán tu espacio-ritual y ampliarán las intenciones de tu conexión.

2. Crea una intención bien definida: Todos los esfuerzos espirituales deben llevarse a cabo con clara intención. ¿Con quién desea trabajar? ¿Qué preguntas esperas abordar? Con un enfoque claro, podemos llamar a los seres más adecuados para responder a nuestras preguntas.

Si se va a trabajar en la autocuración, una energía amorosa apacible puede ser una asociación perfecta, por eso podemos pensar en Quan Yin o la Madre María. Si estamos buscando enseñanzas profundas, un Maestro Ascendido como Saint Germain o Buda puede ser más adecuado. Lleva una directriz pura en tu corazón, y atraerás la energía amorosa de la Guía más adecuada para ayudarte.

3. Práctica con amorosa paciencia contigo mismo: Olvidamos fácilmente la sencillez de este proceso delicado. No hay necesidad de apresurarse ni precipitarse. Los mensajes se transmitirán tan suavemente como el viento y es solo tu capacidad de percibir, lo que evitará bloquear tu conexión. Como con el aliento mismo, esta comunicación con el Espíritu es una de las más primitivas y no se puede hacer desde la mente. Sin expectativas (la forma de sentir no es como fuegos artificiales), más bien con paciencia y confianza, te encontrarás en comunión con las fuerzas de la energía divina que actúan a tu alrededor.

4. Relájate y respira: Respirar es uno de nuestros tesoros más preciados y la forma más segura de acercarnos al momento presente. Con cada respiración, permites que tu conciencia se profundice y se haga más flexible. Sin tensión ni estrés.

Si te encuentras tenso, el estiramiento muscular puede disipar algo de esta energía acumulada. Recostarse es también una gran idea, pero no te pongas demasiado cómodo o puedes quedarte dormido.

El encontrarte en la quietud del silencio te abrirá potentes puertas al espíritu. En el centro de la quietud donde cesa la charla mental es donde encontrarás los susurros de tus Guías Espirituales.

5. Pide Protección: Como en todo trabajo espiritual, los dictados de tu corazón atraerán frecuencias vibratorias semejantes. Un simple proceso de petición de protección te ayudará a atraer solo bendiciones. Para ello, puedes seguir los siguientes pasos:

Visualízate en un tubo de luz blanca y deja que estas energías limpien cualquier cosa, que no sea de tu más alto bien viviente. Cuando estés listo, relajado y dispuesto a permitir que los mensajes lleguen a ti, pide que la energía más amorosa que esté dispuesta a ayudarte, sea llamada ahora.

6. Emite sonidos sagrados: El más profundo de todos los sonidos sagrados es nuestra propia voz. El canto es el proceso por el cual reproducimos los sonidos del universo. Hacer estos sonidos eleva nuestras vibraciones y sintoniza nuestra energía con las fuerzas más poderosas del espíritu.

Ejemplo: Usa las vocales de tu nombre y apellido o canta "Ohm" (fonéticamente, esto suena como: Aaaah Uuuuu Mmmm) siete veces para alinear tu energía con la de lo divino. Rápidamente descubrirás que cantar, es un portal perfecto para contactar con tus guías espirituales.

7. Pasa a través de la "Puerta": A medida que tu respiración disminuye y el espacio sagrado se activa, puedes notar un cambio en tu ser. Este es el despertar de tu cuerpo de luz, que atraerá magnéticamente a los Guías Espirituales, Ángeles y Maestros Ascendidos.

Enfócate en tu cuerpo de luz porque este es el aspecto de ti que es el espíritu puro. Mírate caminando a través de una "puerta" hacia otra dimensión. Esto no es siempre una puerta literal, a veces lo vemos como un espacio cósmico, a veces como un hermoso paisaje que inspira maravillas. Todos tenemos nuestras propias entradas al más allá y pronto descubrirás lo que es mejor para ti.

Notarás una extensión de espacio infinito a tu alrededor. Es en este espacio, que estamos abiertos, disponibles y suficientemente transformados, de nuestros ambientes cotidianos para reunirnos con nuestros Guías.

8. Invita a tus Guías Espirituales y Ángeles: Cuando te encuentres totalmente en estado de paz, llama a tus Guías y Ángeles personales. Comparte con ellos tu intención y dales un claro permiso para que se unan a ti. Vivimos en un universo de libre albedrío, donde nuestro mandato es respetado y honrado de acuerdo a las leyes sagradas, por ello debes conceder explícitamente el permiso a tus Maestros, para que compartan contigo tu espacio vital.

9. Ábrete a Frecuencias Sutiles: Sus mensajes pueden venir como visiones, impresiones, olores o pensamientos. Desearía que los mensajes fueran siempre muy claros, pero a menudo no es así. Presta atención a todo lo que experimentas porque es su forma directa de estar en comunicación contigo ahora.

10. Pide una señal: Esto también es una muestra de nuestro libre albedrío, ya que somos criaturas densas y dudosas. Pide una señal en tu vida diaria que afirme tu conexión y los mensajes que te ofrecen. Por favor, no vea esto como "decirles lo que tienen que hacer", sino que es una forma de amorosa tranquilidad, que reforzará tu fe en ellos. Esta es una manera segura en que pueden expresar su presencia y ellos estarán contentos de complacerte mientras tú lo pidas.

11. Pide un mensaje o una bendición: Los Guías Espirituales están a nuestro servicio, y como tales solo pueden ayudar en las formas que pedimos explícitamente. Más allá de la validación de una señal, pide un mensaje o una bendición mientras estés en conexión sagrada con ellos. Esto podría ser una orientación, perspicacia o un anticipo de lo que nos espera. La bendición podría ser una curación o una activación de tus habilidades psíquicas.

12. El Regreso: Al caminar a través de estas dimensiones sagradas, debemos tomar precauciones para regresar a los caminos por los que llegamos. Mírate saliendo por el mismo medio por el que entraste por cualquier camino que te hayas aventurado. Pídele a tus Guías que te ayuden con esto sin estrés, ellos saben el camino.

La fragmentación del alma ocurre cuando dejamos atrás partes de nosotros mismos (en realidades físicas y no físicas). Para volver a trazar cuidadosamente nuestros pasos, nos debemos asegurar de reunir todos los aspectos de nosotros mismos, así podemos traer nuestro poder y potencial de vuelta a nosotros. Date tiempo para regresar completamente a tu cuerpo. Puedes elegir escribir tu experiencia o tomar una siesta para integrarte. Sé amable al permitir que este estado y esta experiencia, sean recibidos en todos los niveles de tu ser.

Puedes sentirte un poco alterado después de estos encuentros. Toma eso como una señal en tu cuerpo de que algo ha ocurrido. Procura comer sano, caminar en la naturaleza y bañarte con agua tibia, para sentirte de vuelta en casa.

13. Vivir en lo sagrado todos los días: El espacio sagrado se honra mejor, cuando reconocemos que es una parte próspera de nuestra realidad. Visitar solo una vez, muestra poca consideración por las relaciones formadas. En cambio, debes saber que esos seres de apoyo amoroso están disponibles para ti siempre que los requieras, no solo cuando necesitas ayuda, sino en cualquier momento.

Compartir tus bendiciones con ellos y reconocer su aporte es muy importante. Les gusta saber que sus esfuerzos no solo son apreciados, sino que están trabajando positivamente para ayudarnos a ser mejores humanos.

Finalmente, unirse a estos espacios de comunicación con nuestros Guías Espirituales, regularmente nos recuerda que el mundo es mucho más amplio de lo que la mayoría de la gente cree. Mejorarán nuestras habilidades psíquicas, nos asegurará que estemos en el camino correcto y que esto nos llevará a cumplir nuestro destino. En poco tiempo nuestra habilidad para recibir estos mensajes puede ocurrir fuera del ritual establecido y comenzaremos a recibir mensajes todo el tiempo.

Espero les sirva mucho siempre todo tiene y conlleva tiempo y una buena intención, no lo olviden.

CAPÍTULO 9. CONJUROS, RITUALES Y AMULETO

Cualquier ritual o conjuro hace efecto, porque nosotros somos los que le damos poder. Como somos lo que creemos, si le damos lugar al miedo, la mugre ajena te salpica con más facilidad. Toma estas propuestas para conectarte contigo mismo, fuente ilimitada de amor. Puedes usar un elemento o entre mezclarlos entre ellos. Por ejemplo:

Baños con mezcla de hierbas: puedes usar una combinación de hierbas y flores, ya preparadas o prepararlas por ti mismo.

Spray poderoso: son aguas preparadas con mezclas de hierbas o flores y que también puedes prepararlas por ti mismo.

Aguas activadas: son aguas cargadas con cristales, sol o con la luna, puedes prepáralas por ti mismo.

Sahumo de hierbas medicinales: el humo es el producto de la mezcla del fuego y de hierbas.

Sonidos del tambor o maraca: puedes usar los tambores de chamanismo o grabaciones, preparadas especialmente para limpiezas que puedes encontrar en YouTube.

Plumas: es mejor que sean de animales de poder, como águilas o búhos, y que sean encontradas, sin haber lastimado al animal para tenerlas.

Fogata: úsala para "quemar" situaciones o hábitos que ya no van. O también para pedir y agradecer ofrendando hierbas. ¡No es necesario que hagas una fogata! Solamente necesitas un recipiente apto para llama directa o carboncitos de combustión.

Velas: son nuestras eternas compañeras en todo proceso de limpieza o sanación.

Energía solar: déjala entrar en los espacios cerrados. Exponerte a la luz del sol protegido o cargar nuestros cristales al sol son maneras sencillas de entrar en contacto con la energía del fuego para una limpieza rápida y fácil.

Hierbas sanadoras: las puedes usar solas o en mezclas para quemar sobre fuego o carboncitos en un recipiente de sahúmo.

Cristales: las puntas de cuarzo dirigen la energía hacia donde necesites llevar luz como si fuera un láser. También puedes usar los cristales para calmar alguna parte del cuerpo que te esté doliendo o molestando.

Ramilletes de limpieza o protección: como lo dicen su nombre son para la limpieza o protección son muy fáciles de hacer.

Te explicaré algunos rituales o conjuros que puedes hacer.

Baños de hierbas amargas y baños de hierbas dulces

Las hojas y las flores se usan especialmente en baños y despojos para limpiar el aura de una persona o las vibraciones impuras de una persona o de un espacio.

Tipos de hierbas:

Hierbas amargas:

Las hierbas amargas se utilizan en baños y despojos, cuando una persona o una casa están cargadas de vibraciones impuras.

Muy importante saber que los baños de hierbas amargas siempre se hacen antes de cualquier baño dulce o atrayente, de esta manera nos aseguramos que tenemos el aura limpia, para luego poder recibir las influencias benéficas de las hierbas dulces.

También es conveniente que los baños de hierbas amargas se hagan un mínimo de tres días seguidos, para poder limpiar bien las energías y el aura.

Aquí tienes el nombre de algunas hierbas amargas, las más conocidas, también es cierto que algunas hierbas según el país cambian de nombre.

En particular las hierbas amargas se conocen porque su olor es fuerte, rústico y hasta con cierto picor. Su aroma es intenso e invasivo.

En este caso para hacer baños como se llaman popularmente de hierbas amargas, se pueden utilizar hojas, flores e incluso cortezas.

Ejemplo: Rompezaraguey, ruda, orégano orejón, eucalipto, sándalo, tomillo, romero, albahaca, ajo, jengibre.

Hierbas dulces:

Recuerda, los baños dulces siempre después del amargo, estos si se pueden hacer solamente un día, aunque si te lo haces tres días consecutivos después de limpiar tu aura, serán más efectivos. Puedes usar hojas, flores y cortezas.

Ejemplo: Manzanilla, yerba buena, mejorana, hierba luisa, artemisa, salvia, siempre viva, menta, malva, saúco, lavanda, toronjil, rosa, girasol, cariaquito, árnica.

¿Cómo preparar los baños?

Pondremos una olla grande al fuego, llena de agua, mínimo 3 litros, cuando empiece a hervir, meteremos las hierbas en el agua y dejamos hervir durante 10 minutos. Seguidamente apagamos el fuego y dejamos reposar.

Los baños están hechos para las personas y para los espacios (casas, oficinas, autos, etc.)

Para limpiar la casa u oficina siempre desde el fondo hasta la puerta de entrada. Te recomiendo que si vas a limpiar la casa u oficina, hazlo primero y cuando finalices, haz tu baño en el cuerpo para que limpies las energías que pudiste haber recogido. Procura limpiar con un trapo que puedas botar en la bolsa, con las hierbas ya coladas, una vez la casa limpia no vuelvas a meter en ella lo que has limpiado, (si puedes botar la bolsa antes de darte el primer baño, seria magnifico).

Hierbas amargas:

Para hacerte tu baño personal, te duchas como siempre, después del gel, jabón o lo que utilices, cuando hayas terminado, toma el agua de hierbas y échatelo por todo el cuerpo, desde la cabeza hacia abajo, mientras vas restregando lenta y conscientemente haciendo tus peticiones. Pídele al Universo, que esa agua sirva para limpiarte de todas las cosas que te perturban.

Los baños de hierbas amargas son para despojarnos de cosas malas, es muy probable que en el tiempo que estés con estos sientas angustia, ganas de llorar, dolores en la espalda, malestar en general, no te asustes, es normal, eso quiere decir que el baño está haciendo efecto, estamos liberándonos de toda esa carga, y éstas son algunas formas de desprendernos; te aseguro que a los tres días te sentirás totalmente recuperado.

Nota: los baños para limpiar debes enjuagarlos.

Hierbas dulces:

El procedimiento es exactamente igual, la diferencia es que pediremos todo lo que queremos, lo que anhelamos o lo que deseamos.

Nota: Los baños para pedir lo que se desea atraer no se enjuagan.

Las Hierbas, ¿para qué las usas?

Puedes usar una o varias, ten en cuenta que si son amargas (para limpiar) no debes mezclarlas con las dulces (para atraer) prepara baños distintos para cada necesidad.

Acacia (Es el símbolo del Maestro): Una rama del árbol en la cama te protege de entidades del bajo astral. Si se quema esta madera con sándalo aumenta el poder sobrenatural, se usa en hechizos de dinero y amor. Se considera árbol sagrado en varias órdenes esotéricas en especial en la masonería. Aumenta la inteligencia.

Ajenjo: Para invocaciones, amor y sexo.

Ajo: Aleja las malas influencias y da la prosperidad.

Albahaca: En baños, aleja la mala suerte y malas influencias de espíritus.

Albaricoque: Tiene poderes afrodisiacos y atrae la sexualidad.

Aloe o sábila: Parecida a un pequeño cactus del género de las liliáceas, de donde se extraen los cristales usados en perfumes. En Magia se usa como amuleto contra la envidia y para rechazar malas influencias. Una planta con raíces colocada detrás de la puerta, como antaño las herraduras, nos, protege de envíos negativos.

Ámbar: Despierta y refuerza los sentimientos positivos generando una atmósfera de cordialidad y simpatía en las personas que nos rodean. Sirve también para atraer dinero y fortuna.

Anís: Buena suerte en los juegos de azar.

Artemisa: Se utiliza en infusión para lavar las bolas de cristal y los espejos mágicos. Limpias negatividades.

Azafrán: Anula las vibraciones negativas, impidiendo efectos perniciosos y maléficos. Es utilizada para proteger del peligro y desgracias.

Azahar: Paz espiritual, y atracción de seres amados, llevándolos al éxtasis.

Café: Despierta la mente y la inteligencia, se tritura y se quema como incienso.

Canela: Es extraordinaria en riegos de cosas para despojar y limpiar en baños. Se utiliza contra las influencias negativas, y da atracción y buena suerte.

Cáscara Sagrada: Se usa como amuleto para protección de los brujos/as.

Clavel: Según color la atracción será espiritual, fraternal o sexual.

Clavo: Afrodisiaco, se usa en baños o como perfume (spray) puesto directamente detrás de las orejas y en medio de los senos. Es un estimulante para despertar el sexo.

Coquitos de aguacate germinado: Especialmente utilizado para alejar el mal de las malas influencias en terrenos y huertos. Este pequeño (coco) debe ir siempre envuelto en un saquito negro de tela, y debe ser enterrado en una maceta o en el mismo huerto o jardín en caso de haberlo. Empieza a funcionar con la primera agua de lluvia que lo riega y no debe desenterrarse hasta pasado nueve meses, tras lo cual se procederá a quemar los restos del (coco) y del saquito de tela.

Estoraque: Despierta la inteligencia y la comprensión. En Sahumerio sirve para alejar enfermedades astrales.

Eucalipto: Relaja los ambientes y da éxitos, prosperidad y bienestar. Alivia las tensiones.

Fresa: Se utiliza para amansar y endulzar a las personas y para conseguir amistades.

Gardenias: Es una planta protectora de vibraciones negativas y se utiliza para cortar discordias y pleitos.

Gatuña (Uñas de gato): Contra accidentes, ladrones y riñas, poderoso talismán, se lleva en una bolsita.

Geranio: Baños de Despojo para limpieza, proporciona paz, armonía y medio para atraer la buena fortuna. Vence la apatía.

Jazmín: Atrayente poderoso para la buena suerte y magia del amor.

Jengibre: Aleja las malas intenciones de los demás, evita efectos negativos y estimula la buena suerte y las amistades. Cómelo antes de lanzar un hechizo de amor.

Llamadera: Para llamar a las personas amadas e incitar el apasionamiento muy utilizado en aceites y perfumes.

Laurel: El laurel es excelente para baños de buena suerte, unión y paz. Usado por los matrimonios para asegurar la paz y la unión, se conserva debajo de la almohada.

Lavanda: Atrae la buena suerte, el éxito, al dominio de las situaciones. Aleja las malas influencias.

Lila: Da tranquilidad, paz espiritual y atracción para conquistas.

Lirio: Paz espiritual y atractiva para el amor puro.

Magnolia: Estimulante para la salud mental, y espiritual del individuo.

Mandrágora: Poderoso talismán de bienes, riquezas y fertilidad.

Mango: Para los negocios para ganar dinero y atraer.

Manzana: Nos da felicidad.

Mejorana: Aleja todas las influencias perniciosas, atrae suerte y amor.

Menta: Atrae el dinero, clientes y buenos negocios. Bienestar total.

Muérdago: Aleja espíritus malignos y trae suerte. Se usa para todos los propósitos de la Magia.

Naranja: Poderoso agente espiritual que atrae a seres queridos y proporciona ambiente de paz.

Narciso: Elimina el cansancio anímico, estimula las emociones y proporciona sueños pacíficos y regeneradores.

Nuez Moscada: Encantamientos de la buena suerte. Atrae la suerte.

Ojo de buey-Semilla zamuro: Se usa como talismán, atrae la suerte. Contra el mal de ojo, esta semilla debe ser regalada.

Pachuli: Estimulante para la atracción. Separa todo lo negativo y proporciona paz, armonía y una poderosa atracción personal.

Pimienta: Deseo sexual, para el amor y alejar, correr.

Poleo: Contra el mal de ojo.

Raíz de monterito: Se guarda en pequeños saquitos, y siempre se recoge en noches mágicas, como San Juan, San Silvestre, Walpurgis, etc. Es recomendable llevarlo siempre encima o guardarlo en casa, debajo de la cama.

Roble: Atrae la buena suerte.

Romero: Para vencer los sentimientos de odio y de temor, úselo en baños y despojos. Elimina celos y odio.

Rompezaraguey: Aleja la pava, aleja todas las vibraciones negativas y de mala suerte.

Rosa: Atracción amorosa, paz de espíritu y fortaleza mental. Para la buena suerte en juegos. Se utiliza también para la búsqueda de empleos y para mejorar el futuro de las personas. Elimina vibraciones negativas. Puede usarse como baño de descarga después de la ducha, además de tenerla en la clásica copa. También en esencias, spray y perfumes.

Ruda: Rompe cualquier maleficio, aparta el mal de ojo, destruye intenciones malignas y transforma lo negativo en triunfo.

Sándalo: es uno de los inciensos más conocidos, de este árbol de madera aromática se fabrican muebles y figuras que emanan su clásico olor, puede ser adquirido en aceite, polvo, ramitas y perfumes. Es imprescindible para limpiar y armonizar los lugares, mézclelo con otras plantas.

Sangre de Dragón: Se utiliza para romper maleficios, dominar a nuestros enemigos y atraer amigos. Junto al incienso incrementa el poder y aleja la maldad.

Tomillo: Aleja las malas influencias, el tomillo extermina los ambientes pesados.

Verbena: Atracción, estimula la imaginación, el deseo y el amor.

Vid: Las hojas de vid en incienso dan prosperidad y abundancia.

Violeta: Aumenta la energía positiva espiritual. Se usa en baños e inciensos.

Hierbas y flores mágicas

La canela

Las plantas y flores armonizadoras, despliegan sus virtudes, para producir una transformación interior en las personas. Las energías que emanan impregnan el cuerpo y la mente.

La canela tiene numerosas propiedades mágicas como propiciar la espiritualidad, el éxito, la curación o el poder en todas sus vertientes. Favorece enormemente el deseo sexual; de hecho a esta planta se le atribuyen efectos afrodisiacos. Sirve también para proteger la relación amorosa o para tener un nuevo amor.

Recuerda ponerte siempre en las muñecas unos toques de canela antes de acudir a una cita amorosa, potenciarán tu seducción y atractivo.

Cuando se quema la canela como incienso, origina elevadas vibraciones espirituales, favorece la curación, atrae el dinero y la prosperidad, estimula los poderes psíquicos y materiales, y produce vibraciones protectoras.

La canela también se emplea para hacer saquitos e infusiones, si necesitamos protegernos contra las energías negativas de otros o si necesitamos proteger una vivienda, de los malos espíritus o del mal de ojo.

Podemos poner un poco en la puerta de un negocio para aumentar las ventas y hacer que sea más próspero.

La albahaca

Esta planta despliega sus virtudes, constituyendo un ejemplo de lo que es la verdadera magia. Marte es el planeta que rige a esta planta, lo que le otorga cualidades sumamente activas, además de una inmensa energía.

Se puede tener en un tiesto o colocar en un florero. Protege a los habitantes del hogar, ahuyentando los malos espíritus. Si estás enfermo o sufres de depresión, ten unas ramas de albahaca en tu casa.

El perfume de esta planta genera amor entre dos personas, y se emplea también para apaciguar el mal carácter entre los amantes.

Haz el siguiente oráculo: coloca dos hojas frescas de albahaca sobre un carbón encendido. Si permanecen donde las has puesto y se queman rápidamente hasta hacerse cenizas, la relación será armoniosa. Si hay cierta crepitación, la vida de la pareja se verá perturbada por las riñas. Y si las hojas se separan con una fuerte crepitación, la relación pretendida no será deseable.

La manzanilla

Las flores de manzanilla nos ayudan a recuperar el equilibrio cuando hemos pasado por momentos delicados y difíciles.

Colocar un ramito de manzanilla en la habitación donde dormimos nos aportará calma y serenidad.

Al igual que tener siempre un ramillete de esta planta en tu negocio, atraerá la suerte y hará que sea más próspero.

Por último, es muy efectiva, si deseas consolidar una relación amorosa. Haz un ramito de flores de manzanilla y átalo con una cinta en la que hayas escrito tu nombre y el de tu pareja para que el amor se fortalezca.

El laurel

Es la hierba protectora y de purificación, por excelencia. Es una planta solar que auspicia el éxito, la felicidad y el dinero.

La quema de hojas de laurel, en combinación con las palabras de poder, se utiliza para exorcizar a fantasmas y demonios de residencias encantadas y de los poseídos.

Cuando se combinan con madera de sándalo y se queman en luna menguante, las hojas de laurel rompen la mayoría de las maldiciones y hechizos negativos.

Para ver el futuro a través de los sueños, duerme con hojas de laurel entre tu almohada.

También, se emplea en pociones de clarividencia y sabiduría, como amuleto para repeler el mal y las fuerzas negativas, y para conseguir protección, poderes, curación, purificación y fortaleza.

Para esparcir el agua en una ceremonia de purificación se usa una ramita de laurel, y el árbol plantado cerca de la casa protege a sus moradores de la enfermedad. Las hojas de laurel mezcladas con sándalo pueden quemarse para deshacer maldiciones.

Las hojas de laurel dan fuerza a quienes participan en deportes de fuerza y atletismo si la llevan consigo en el momento de la competición. A veces, se escriben deseos en las hojas de laurel, quemándolas después para que se hagan realidad.

Aspirar el laurel nos abre nuestra mente psíquica y llevar una hoja en el bolsillo, antes de un examen, entrevista de trabajo o similar nos abrirá las puertas.

La Lavanda

Es una planta muy poderosa. Se utiliza en los rituales de magia para alejar la negatividad, la mala suerte y el mal humor. Además favorece la felicidad, el amor, la paz interior.

Si te sientes inquieto o infeliz, puedes aspirar el aroma de lavanda para recuperar la serenidad y ver la vida desde una perspectiva más optimista.

Amor: se utiliza en saquitos y hechizos de amor. Si frotas la ropa o colocas lavanda en los cajones donde guardas tu ropa atraerá al amor. También, si frotas una hoja de papel con esta planta, obtendrás un excelente papel para escribir cartas amorosas. El aroma de esta planta atrae particularmente a los hombres.

Protección: Protege de los malos tratos de la pareja. En mezclas curativas se utiliza para proteger del mal de ojo.

Deseos: si colocas lavanda sobre la almohada antes de dormir y piensas en un deseo, cuando te despiertes por la mañana, si has soñado con algo relacionado con el deseo, este se cumplirá. De lo contrario, no se manifestará.

Purificación: se usa en baños purificadores o se lo esparce por la casa para obtener tranquilidad y purificar el ambiente.

Longevidad: Si se huele frecuentemente, favorece la longevidad.

Paz y felicidad: Si se observa fijamente esta planta mientras se atraviesa una depresión, todas nuestras penas desaparecerán y nos inundará una gran sensación de júbilo y esperanza.

<u>La hierbabuena</u>

Esta planta regida por el planeta Mercurio, tiene un aroma penetrante que proporciona la abundancia material en el hogar.

Ten siempre unas ramitas frescas hierbabuena en casa.

<u>El perejil</u>

Las propiedades depurativas del perejil, no solo son beneficiosas para tu cuerpo. Los ambientes de tu hogar pueden ser liberados de cargas negativas y malas energías que entorpecen la vida cotidiana, mediante este ritual de perejil, que purificará el ambiente, para dar cabida a la buena suerte.

Te sorprenderás de los poderes mágicos de esta planta.

Los ambientes, como las personas, necesitan una buena depuración, para que las cargas negativas acumuladas, cedan su lugar a nuevas y buenas energías, que contribuyan al armónico desarrollo de las actividades cotidianas y de los nuevos proyectos que te propongas.

Un ambiente con buena energía es fundamental para atraer la buena suerte.

Este ritual de limpieza para tu casa, te asegurará la purificación completa, para que la mala suerte no se cruce en tu camino:

Coloca hojas de perejil en un vaso de vidrio, lleno hasta la mitad de agua de lluvia, y déjalo en una habitación donde deseas purificar. Sustituye las hojas cuando veas que están deterioradas. Debes realizar este ritual hasta que las hojas logren mantenerse en buen estado al menos durante una semana.

<u>El tomillo</u>

Es conocida como la hierba de la felicidad. Su nombre significa "rocío del mar". El tomillo siempre se ha asociado con la memoria, los recuerdos felices, la fidelidad y el amor.

Esta hierba tiene la propiedad, de abrir el corazón de esa parte de uno mismo que posee la inocencia de un niño, aportando, por lo tanto felicidad. Su nombre, "rocío del mar" expresa bien estas cualidades mágicas fuertes y, al mismo tiempo, delicadas e inocentes.

Utilízalo cada vez que tengas la sensación de haber perdido el contacto con el niño que hay en tu interior, o que la seriedad de la vida cotidiana, los problemas laborales, familiares, etc., te deprimen y te sientes cansado y poco inspirado.

Corta pequeñas ramas de tu planta durante la puesta de sol y cuélgalas boca abajo, en racimos, para que se sequen. Deja una ramita en la habitación de tu hijo para asegurarle un desarrollo seguro y feliz.

Deja otra ramita en tu habitación y te cargará de energía positiva, ayudándote a recuperar la felicidad y la tranquilidad que tanto anhelas.

El olivo

De las plantas con más capacidades energéticas y atribuciones mágicas, el olivo es quizás una de las más nobles. El olivo es el árbol sagrado de gran cantidad de culturas. Es el símbolo de paz y victoria.

El conocimiento de su cosecha y la extracción de aceite de sus frutos fueron enseñados por la Diosa Atenea y bajo sus ramas el famoso filósofo Platón daba sus cátedras. Las ramas de olivo bendecidas o consagradas ofrecen protección tanto a los hogares como a las tierras.

La religión cristiana incorporó las creencias paganas sobre los poderes del olivo y las hizo formar parte de sus relatos bíblicos, como la paloma que vuela desde el Arca de Noé buscando tierra firme y vuelve con una rama de olivo en su pico.

El olivo que es siempre verde es símbolo de esperanza y prosperidad y, actualmente, es el símbolo mundial de la paz.

Los antiguos griegos no solo consideraban sagrado el olivo, sino el aceite de sus frutos, con el cual los héroes se frotaban para conseguir la inmortalidad, al igual que los cristianos lo utilizan como óleo sagrado para los sacramentos del bautismo y de la extremaunción.

En la antigüedad, se bebía aceite de oliva antes de los banquetes para preservarse de los envenenamientos.

Si quieres dormir bien y tener buenos sueños, debes de comer tres aceitunas y guardar los huesos; estos se ponen dentro de un saquito blanco junto a unas hojas de olivo en la mesita de noche.

Las ramas de olivo bendecido en domingo de Ramos se pueden colgar de los balcones para proteger la casa y, si alguien del hogar se ve afectado por una maldición, se hace una cruz con dos trocitos de la madera de este olivo bendito, se ata con hilo blanco y se le entrega para que la lleve encima.

Esta rama puede servir para mojarla en agua bendita y rociar la casa en la que se haga un ritual de destierro de malas vibraciones.

Si alguien quiere librarse de una acusación falsa, ha de encomendarse a san Benjamín y poner dentro de una copa una piedrecilla por cada persona que le acusa. Seguidamente, mojará una ramita de olivo bendito en dicha agua y la asperjará en un cruce de caminos mientras dice: "Aquí estoy en inocencia".

Soñar con un olivo o sus ramas significa reconciliación. Soñar con olivas o con aceite, abundancia y riqueza.

Hierbas Ancestrales

Estas hierbas pueden ser tan sencillas, como contar solo con las hierbas básicas, hasta ser tan completo como una botica de la abuela.

Guarda tus hierbas en un envase de vidrio y envueltas en papel periódico, destina un lugar exclusivo para guardarlas, podría ser un armario, cómoda, mesita de noche, también enterrarlas en la tierra, etc.

Coloca el nombre de cada hierba, en la parte de afuera de tu envase, así puede ser fácil para ti encontrar tus hierbas.

Aquí están algunas hierbas:

Albahaca

Es considerada, en la india como una planta bendita, por sus diferentes propiedades medicinales y el poder esotérico infundido en ellas, además es excelente para traer la prosperidad y la abundancia, su perfume produce simpatía entre dos personas, y por eso se emplea para aplacar el mal carácter.

Además, de crear un campo mágico dentro el aura que no permite tener fortuna económica y prosperidad en los negocios.

Nos protege de los malos espíritus y las malas vibraciones.

Caléndula

Esta planta ha sido utilizada para proteger a los enfermos y al hogar, para proteger los sueños (se puede colocar debajo de la cama antes de acostarse). Propicia sueños proféticos, y tiene alejado a los entes malignos. Obtener éxito en asuntos legales que tengamos pendientes. La caléndula, tomada al mediodía cuando el sol calienta más y tiene mayor fuerza, fortalece y alivia el corazón.

Manzanilla

Se usa para atraer dinero, en incienso de meditación y de sueño, además, es una hierba purificadora y protectora. Cuando se salpica alrededor de la propiedad, ahuyenta los hechizos y maldiciones dirigidos contra ti.

Canela

Cuando se quema la canela como incienso, origina elevadas vibraciones espirituales, favorece la curación, estimula los poderes psíquicos y produce vibraciones protectoras. La canela también se emplea para hacer saquitos e infusiones con estos mismos propósitos. Es usada para el amor, es afrodisiaca.

Ciprés

El ciprés deberá usarse en momentos críticos, sobre todo a la muerte de un amigo o pariente. Tranquiliza y alivia la pena si se lleva consigo a un funeral.

Clavo

Quemado como incienso, el clavo atrae riquezas, elimina las fuerzas hostiles y negativas, produce vibraciones espirituales y purifica el lugar.

Queme clavo como incienso para impedir que los demás le critiquen a sus espaldas. Atrae el sexo opuesto y proporciona consuelo a los afligidos.

Cilantro

El cilantro se ha usado mucho tiempo en los saquitos y hechizos de amor. Las semillas se emplean para curaciones, calmar dolores de cabeza y con este fin, ha de llevarse consigo.

Eucalipto

Para aliviar resfriados, rodee velas de color verde con las hojas y las vainas, y quémelas hasta que queden convertidas en ceniza. También le puedes colgar una ramita en la cama de un enfermo.

Ensarte las vainas verdes con hilo del mismo color y llévalas contigo para curar los dolores de garganta.

Hierbabuena

Frota las hojas verdes por la cabeza para aliviar la migraña. Si llevas hierbabuena en la muñeca de la mano, te asegurará que no caerás enfermo. También se utiliza en hechizos de viaje y para provocar el deseo sexual.

Laurel

El laurel se emplea en pociones de clarividencia y sabiduría. Colocar las hojas bajo la almohada para inducir sueños.

Es una hierba protectora y de purificación, se lleva como amuleto para repeler el mal y las fuerzas negativas.

Perejil

El perejil se emplea en los baños de purificación y en aquellos que se realizan para detener todo infortunio.

Romero

El romero al quemarse emite unas poderosas vibraciones limpiadoras y purificadoras, y es usado para limpiar un lugar de fuerzas negativas, sobre todo antes de realizar magia.

Es uno de los inciensos más antiguos. Cuando se pone bajo la almohada, el romero asegura buenos sueños libres de pesadillas. Si se pone debajo de la cama, protege a quien duerme de cualquier daño.

También se cuelga en el porche y a la entrada para impedir que se acerquen ladrones. Esta planta se lleva consigo para conservar la salud. En el baño purifica.

Llevar una guirnalda de romero ayuda a la memoria, mientras que oler con frecuencia su madera conserva la juventud. Para asegurarse de esto último, ponga una infusión de romero en el agua del baño.

Ruda

Colocar hojas de ruda sobre la frente elimina los dolores de cabeza. Llevar ruda alrededor del cuello ayuda a la recuperación de enfermedades y además ahuyenta futuros problemas de salud. La ruda se pone en inciensos para fines curativos.

Añadida al baño, rompe todos los hechizos y maldiciones que pueden haber sido lanzados contra ti.

Es protectora cuando se cuelga de la puerta o se pone en saquitos, y si se frotan las flores frescas contra el suelo, devuelve cualquier hechizo negativo que le haya sido enviado.

Lista de hierbas usadas en los atados:

Violeta africana: utilizada para espiritualidad y protección.

Palo de aloe: utilizado para la espiritualidad, la meditación, la suerte, el amor y para fortalecer otros inciensos.

Manzana: usado en amor, paz y felicidad.

Bambú: es el palo que se utiliza para contener las hierbas y las resinas en la mayoría de los inciensos. Se usa para la adivinación en los templos chinos, suerte, la protección y los rituales de ruptura de maleficios.

Banano: utilizado para rituales de fertilidad, potencia y prosperidad.

Albahaca: utilizado para la felicidad, la paz y el dinero.

Benjuí: utilizado para la purificación, la prosperidad, el conocimiento, la paz y la protección psíquica.

Menta bergamota: utilizado para la paz, la felicidad, el sueño reparador.

Manzanilla: utilizado para dormir, meditar y la paz.

Alcanfor: utilizado para la purificación, la energía física y el celibato.

Cedro: utilizado para purificar, proteger y desterrar malos sueños.

Champa: utilizado para la meditación y para crear tu espacio sagrado, un energizante áurico. Hace que las energías de uno entren en equilibrio armonioso.

Cerezo: utilizado para atraer el amor y la adivinación.

Canela: aumenta las vibraciones espirituales y protectoras, estimula los poderes psíquicos, la energía física.

Copal negro: utilizado en inmunidad, rituales cardíacos, purificación.

Clavo: usado para ahuyentar fuerzas negativas hostiles, un potenciador psíquico. También se usa para producir vibraciones espirituales y para purificar el área.

Salvia del desierto: utilizado para expulsar malos espíritus, sentimientos e influencias.

Sangre del dragón: resina de la palmera. Se usa en rituales que involucran amor, protección y exorcismo. Quemado para consagración, protección, buena suerte.

Eucalipto: utilizado en la curación y para mantener una buena salud, purificación y protección.

Olíbano: utilizado como incienso para la purificación, el crecimiento espiritual, el conocimiento y la meditación.

Olíbano y mirra: una poderosa combinación que se utiliza para la espiritualidad, la curación, la protección y el exorcismo. Se usa como incienso para la purificación, el crecimiento espiritual, el conocimiento y la meditación.

Gardenia: se usa en hechizos de amor y para atraer espíritus buenos y pacíficos, durante los rituales. Posee vibraciones espirituales muy elevadas. También se usa para la paz y el amor.

Geranio: utilizado para la felicidad y la protección.

Jengibre: usado en rituales de dinero y éxito, para el crecimiento psíquico, el éxito, el sexo, el amor, el dinero y el coraje.

Goma árabe en polvo: utilizado en rituales protectores y de conciencia psíquica.

Madreselva: utilizado para el amor, la fidelidad, el dinero, la protección y la clarividencia. Un estimulante mental que ayuda a la intuición y la percepción psíquica.

Jacinto: utilizado para el amor, la protección, la felicidad y la superación de la pena. Protege contra pesadillas.

Hoja de hyssopus (tipo de menta): utilizada para la riqueza y la protección psíquica

Iris: utilizado para el amor y la conciencia psíquica.

Jazmín: utilizado para crear sueños proféticos y psíquicos, amor, paz, espiritualidad y aumento de las vibraciones.

Enebro: utilizado para promover poderes psíquicos, protección, purificación y curación. Protege contra el mal y la enfermedad.

Lavanda: usado en rituales de amor y curación. Utilizado para atraer y proteger relaciones. Promueve el sueño y la paz.

Pasto de limón: utilizado para la conciencia psíquica y la purificación.

Lila: usado para amor, protección, exorcismo y protección. Trae paz y armonía a la vida cotidiana.

Lima: utilizado para purificación, energía física y protección.

Loto: para protección y como ofrenda sagrada. Se dice que atrae la buena fortuna y el amor a la vez que promueve una larga vida.

Magnolia: utilizado para la fidelidad y el amor.

Mimosa: utilizado para los sueños psíquicos y el amor.

Artemisa: utilizado para la conciencia psíquica, los sueños psíquicos y la proyección astral.

Almizcle: utilizado para la protección, la iluminación y el magnetismo sexual. Estimula la autoconfianza, la determinación y mejora la extroversión.

Mirra: fue utilizado en el templo de Isis. Gran meditación e incienso de contemplación. Usado para protección, espiritualidad, curación y estimulación del chakra de la corona.

Nag champa: una mezcla de encías, resinas y polvos raros, costosos y altamente fragantes para la meditación y para crear su espacio sagrado. Un energizante áurico. Hace que las energías de uno entren en equilibrio armonioso.

Osha (planta): una planta reverenciada por todos los sanadores nativos americanos, por sus poderosas habilidades de curación. Se usa para tratar las quejas respiratorias y reumáticas.

Naranja: utilizado para la belleza, la suerte, la fidelidad, el amor, la purificación, la alegría y la energía física.

Menta: utilizado para la curación, la protección, la prosperidad, el crecimiento y la renovación.

Pino: utilizado para curar, purificar, proteger, poner a tierra, energía física y mágica.

Piña: utilizada para la suerte, el dinero y la castidad.

Pinos piñoneros: utilizado en rituales de curación, dinero, exorcismo y protección.

Plumería o plumaria: utilizado para la paz y el amor.

Rosa: se usa en el amor, la suerte, la pena y los rituales de curación. Induce pensamientos de afecto amoroso y vibraciones pacíficas y armoniosas. Usado para sueños proféticos.

Romero: usado como poderosas vibraciones purificadoras y purificantes. Uno de los inciensos más antiguos. Usado en el amor, curación y rituales mentales. Estimula la memoria y la clarificación.

Azafrán: utilizado para el amor, la curación, la felicidad, la lujuria, la fuerza y la clarividencia.

Madera de sándalo: utilizado para la conciencia espiritual, la meditación y el desarrollo psíquico.

Fresa: utilizada para el amor y la suerte.

Hierba del bisonte: utilizado para purificar espacios y atraer influencias positivas.

Té verde: se usa para ganar dinero, coraje y fuerza.

Nardo: usado para rechazar el mal y la negatividad. Restaura la felicidad, la paz y la armonía.

Vainilla: utilizada para el amor, la lujuria, la curación, la suerte y los poderes mentales.

Verbena, limón: usado o transportado para protección y amor.

Sabio blanco: utilizado para purificar y proteger objetos, lugares y personas.

Glicinas: usado para proteger y llamar a fuerzas espirituales más elevadas.

Betonia de madera: utilizado en rituales de protección y reunión.

Milenrama: utilizado para la conciencia psíquica, el coraje y el amor.

Yerba santa: solía expulsar influencias negativas y restaura un límite de protección protegido.

Siete Baños para abrir tus caminos

Realizar estos baños uno cada día durante una semana:

Lunes: comenzamos limpiando toda energía negativa, usaremos romero y albahaca. Toma un poco de romero y un poco de albahaca y hierve en un recipiente de dos litros. Se hace por la noche.

Martes: usando la energía del laurel y su aporte para la claridad mental. Herviremos en un recipiente junto con un poco de ajenjo o hierba maestra. Este baño nos servirá para aclarar nuestras ideas y dejar lo negativo del pasado.

Miércoles: ruda y canela, la ruda dotará de energía y limpiar tu campo áurico, haciendo un campo protector a tu alrededor, la canela te permitirá atraer todo aquello que deseas.

Jueves: cáscara de naranja y de limón, este baño atraerá la estabilidad monetaria, dará vitalidad y felicidad.

Viernes: pétalos de dos rosas rojas, dos cucharadas grandes de miel. Endulzaremos tu aura y tus emociones, cambiando tu vibración atraerás cosas buenas.

Sábado: un puño de sal gruesa, azahares y eucalipto. Este baño ayudará a que se aleje de ti todo rastro de maldad, te permitirá comenzar ciclos nuevos y eliminar la tristeza.

Domingo: manzanilla, en rama (dos) y una manzana roja partida en cuatro. Para finalizar la bendición de Dios, la prosperidad y los milagros. Este baño servirá para despertar el sentimiento de prosperidad en ti.

Recomendaciones:

- Te recomiendo hacerlo si sientes la necesidad.
- Todos los baños se hacen por la noche, se hace uno cada día en la misma semana.
- Si por alguna razón no puedes hacerlo un día, tendrás que comenzar de nuevo. Quizá haya un bloqueo energético, que no quiere que se abran tus caminos.
- Estos baños se recomiendan para encontrar trabajo, eliminar obstáculos económicos y cuando nuestros planes no resulten.
- También destruirá cualquier trabajo de mala energía si se hace al pie de la letra.
- Se recomienda hacerlos a la misma hora de siempre.

Baño de florecimiento

Los baños de florecimiento son rituales basados en las propiedades energéticas atribuidas a plantas, flores, esencias y otros extractos vegetales.

Este tipo de prácticas guardan cierta similitud con los conocidos rituales abre caminos, en lo que se refiere su propósito, ya que buscan purificar al sujeto, y propiciar su crecimiento (expansión) en distintas áreas (salud, dinero, amor).

Para preparar un baño de florecimiento necesitarás:

- 3 litros de agua
- Cáscaras de mandarina o naranja
- Albahaca
- Romero
- Menta
- Canela en rama (palo)
- Clavo de olor
- Agua bendita o agua florida
- Perfume personal
- Lavanda o pétalos de rosa rosada

Preparación:

Colocar el agua en una olla o recipiente y llevarla al fuego. Agregar las cáscaras de naranja o mandarina las ramas con hojas de albahaca, romero, menta, seis palos de canela, clavos de olor (al gusto), y la lavanda o pétalos de rosa. Una vez la mezcla esté hirviendo, se retira del fuego y se deja enfriar. Cuando el líquido haya perdido el calor se añade un chorrito de agua bendita o agua florida (explicaré más adelante como prepararla), y un poco de perfume personal. Filtra (cuela) la mezcla, si así lo deseas.

Recuerda que la albahaca, el romero, la menta las cáscaras de naranja o mandarina la lavanda y los pétalos de rosa, deben ser frescos (no secos).

Procede a realizar tu baño como es habitual con los artículos de aseo personal. Seguidamente realiza la pequeña purificación con sal, jabón de coco, jabón de ruda u otra alternativa de tu preferencia.

Concluida la limpieza, vierte el preparado sobre tu cuerpo, de arriba hacia abajo (verifica previamente la temperatura para evitar quemarte).

Visualiza tus objetivos, mientras realizas El baño. Deja que el líquido se seque sobre tu piel y luego vístete.

Para cerrar el ritual, enciende una vela blanca a la Divinidad o la deidad de tu preferencia, para agradecer su presencia y acompañamiento en la consecución de tus metas.

Si lo deseas, puedes prometer una pequeña ofrenda, que será ejecutada después de que se cumpla lo solicitado.

Baños mágicos: siete baños

Baño para abrir caminos: muchas veces sentimos, que tenemos algo que nos impide avanzar como deberíamos y para solucionarlo te propongo el baño con ruda, laurel y romero.

Para eso tendrás que hervir los ingredientes durante 15 minutos Una vez lo tengas listo solo tendrás que agregar la infusión al agua de la tina de baño o ponerlo en una cubeta limpia y verter la infusión por todo tu cuerpo al final del baño.

Baño para la salud: si últimamente sientes que tu salud está resentida, tendrás y quieres darte una carga extra de energía, necesitarás agregar a la tina unas hojas de salvia, menta, 7 gotas de lavanda y una cucharada de aceite de oliva. Puedes preparar la infusión y ponerla en una cubeta para verterla sobre tu cuerpo después del baño.

Baño para la armonía espiritual: si por el contrario lo que quieres es mantener la armonía espiritual, debes hervir una pequeña cantidad de romero y clavo, cuando todo esté listo, tienes que añadir una cucharadita de aceite de oliva y mezclarlo todo con el agua que está en la tina o hacer la infusión y después verterla sobre ti.

Baño para conseguir la prosperidad: Si el tipo de ayuda que estás buscando es económica debes probar a llenar la bañera con agua tibia y añadir la cáscara de 3 naranjas, una cucharada de anís en grano y 3 hojas de laurel Usa una cubeta si no tienes tina de baño.

Baño para atraer el amor: Si quieres tener más amor en tu vida tendrás que llenar tu tina de baño y poner en ella hojas de rosas rojas, clavel blanco y jazmín, puedes añadir unas gotas de aceite de rosas. Usa una cubeta si no tienes tina.

Baño para conseguir un empleo: Prepara un baño con semillas de sésamo, granos de maíz, unas gotas de pino y una cucharada de miel.

Baño para la fertilidad: Si lo que quieres es ser más fértil tienes que hacer el baño con claras de huevo, para eso necesitas una clara de huevo, los pétalos de una rosa blanca y un vaso de agua de río.

AGUA FLORIDA

Paso a paso: cómo hacer tu propia agua de florida

El agua florida es una colonia chamánica típica del Perú que libera las energías negativas y refresca el cuerpo, la mente y el espíritu. Lo mejor es que puedes hacerla en casa.

Fue creada en el año 1808 entre Nueva York y Perú y aún hoy, sus poderosas propiedades siguen siendo esenciales para los trabajos con la energía, rituales y ceremonias. Si eres un poco bruja o brujo, el agua de florida no puede faltar entre tus elementos mágicos.

¿Cuáles son las propiedades del agua de florida?

- Purifica los campos energéticos del cuerpo.
- Limpia, objetos y elementos para utilizar en rituales, tales como velas y velones, aumentando su vibración.
- Limpia ambiente y espacios.
- Libera la energía estancada y la transforma en positiva.
- Protege el aura.
- Atrae la buena fortuna, el éxito y la prosperidad.
- Alivia resfríos, dolores de cabeza y relaja los músculos.
- Alivia picaduras de insectos y refresca la piel.
- Protege maletas y mochilas de los viajeros.
- Elimina malos olores.

¿Cómo hacerla en casa?

Necesitarás:

>Una cuchara mediana
>Un frasco grande de cristal o vidrio de 2 litros
>La piel de un limón, un pomelo y una naranja
>Una rama de canela
>Una cucharada de lavanda
>Una cucharada de menta o hierbabuena
>Una cucharada de romero seco
>Cinco clavos de olor
>Esencia de mirra, sándalo o azahar
>1/2 litro de agua destilada
>1/2 litro de alcohol de 96°

Preparación:

1. Primero debes pelar los cítricos, ya que usarás solo las cortezas.

2. Colocas las cortezas en el frasco de vidrio, canela y hierbas.

3. Añades el agua y el alcohol en partes iguales.

4. Añades una cucharada de la esencia que hayas elegido dependiendo de tu intención: mirra si quieres purificar, sándalo si quieres potenciar el efecto relajante del agua o azahar para potenciar la alegría.

5. Cierras el frasco y lo dejas macerar durante un mes en un lugar oscuro. No debes sacarlo a la intemperie porque el alcohol se evaporará y el agua perderá propiedades mágicas. Lo más acertado es guardarlo dentro de un lugar oscuro, como un armario, para que el agua repose y se cargue de los principios activos.

6. Luego de un mes la recoges, la cuelas con un colador de tela y la envasas en un pulverizador. Y así estará lista para usarla.

Existen aguas de florida industrial y son muy buenas, pero al hacerla con tus propias manos el agua se cargará de tu vibración, tu energía y tu intención. La posibilidad de crear tu propio elemento mágico, además, te conectará con el poder de la alquimia: usar los elementos de la naturaleza para transformar la energía.

Baño de naranja

Cuando nos cuesta mucho trabajo encontrar esa persona que nos valore, nos ame y nos dé nuestro lugar, es porque muchas veces es nuestra energía lo que no permite que eso llegue y necesitamos cambiar nuestro nivel vibratorio y también nuestra energía.

Aquí les comparto a continuación un sencillo baño ritualizado superefectivo para limpiar nuestra energía y vibrar en amor.

Materiales:

1/2 taza de jugo de Manzana (de preferencia que sea natural)
1/2 cucharada de cáscara de naranja seca
1 barrita de canela
1 cucharadita de miel de abeja
3 cucharaditas de sal del Himalaya o sal gorda.
1 ramita de albahaca fresca
1 ramita de Romero fresco
1 vela blanca y 1 vela rosa

Preparación:

Concéntrate, visualiza y decreta lo que deseas. Puedes hacer una oración a la deidad a la que tú le tengas fe.

Pon todos los ingredientes (excepto la albahaca, el romero y las velas) en una olla con agua caliente y déjalos hervir por 10 minutos, apaga el fuego y lleva el recipiente al baño para que el vapor aromatice el ambiente.

Intenciona las velas y el agua. Antes de entrar a bañarte vas a barrer todo tu cuerpo con las ramitas de albahaca y romero comenzando por la cabeza hasta llegar a los pies.

Báñate como de costumbre y al finalizar tu baño vierte el agua sobre tu cuerpo concéntrate, visualiza y decreta que limpias tus canales energéticos, los dejas libres para que fluya correctamente la energía del amor y del universo en ti. Date tiempo para este baño, relájate y armoniza tu energía.

Al terminar trata de secarte naturalmente, sin toalla para que no quites las propiedades del baño que te acabas de dar.

Si deseas puedes quemar las ramitas con las que te limpiaste con un poco de alcohol y visualizas como se queman ahí las malas energías.

Baño para desatrancar

Materiales:

    1 naranja
    1 toronja (solo las cáscaras)
    1 limón (solo las cáscaras)
    Romero
    Lavanda
    Perfume

Preparación:

Poner a hervir 2 litros de agua, ya estando a punto de ebullición, agregar el romero, lavanda y las cáscaras de los cítricos. Dejar hervir por media hora, colar, poner unas gotas de tu perfume habitual, y echarte esa agua después del baño. De cabeza a los pies.

Hacerlo 7 días seguidos sin interrumpir, Haz que la magia suceda

¿Qué es el agua de luna o elixir Lunar?

El agua de luna es simplemente agua que ha sido expuesta a la luz de la luna y cargada con una intención mágica. El agua ahora incorporará las propiedades y la energía de esa fase lunar para que podamos usarla en cualquier otro momento.

El agua de luna es prácticamente el equivalente a agua bendita para las brujas. Se puede usar tanto en rituales, bendiciones o hechizos para obtener más potencia en el trabajo mágico.

¿Cómo preparar el agua de luna?

Frecuentemente usamos esta agua, cuando por alguna razón no podemos trabajar durante la mejor fase de la luna para un ritual. En cambio, al cargar agua potable con la energía de la luna, conservamos esa energía hasta un momento posterior.

Pasos:

- Vierte agua en un tazón, vaso o botella de vidrio, usar siempre de preferencia recipientes transparentes para que la luz llegue sin obstrucciones.

- Coloca el recipiente en un lugar donde esté iluminado por la luz de la luna, preferiblemente afuera, pero podría estar cerca de una ventana dentro de tu hogar. No importa si está nublado fuera, ya que la luz de la luna, al igual que la luz solar, puede atravesar las nubes fácilmente.

- Cuando coloques el agua a la luz de la luna, conságrala diciendo en voz alta: poderosa luna, gracias por esta agua sagrada, que ya me está ayudando para (aquí dices tu intención).

- Tu intención / petición podría estar atrayendo más dinero a tu vida, sanando alguna parte de tu cuerpo, arreglando una relación o cualquier otra cosa en la que desees enfocar esta energía sagrada.

- No necesitas dejar el agua afuera toda la noche. Unas pocas horas son suficientes, pero asegúrate de recogerla antes del amanecer, antes de que la luz del sol le toque.

- Filtra cualquier insecto que pueda haber aterrizado en el agua y viértelo en una botella o frasco. Guárdalo en un lugar oscuro como un armario de cocina o refrigerador hasta que lo uses.

Canalizando la energía de cada fase

¿Se puede hacer agua de luna sin luna llena? ¡Por supuesto que si! Puedes preparar agua de luna cualquier noche, incluso en luna nueva (no está visible, pero todavía está allí).

La luna nueva y todas las demás fases lunares tienen energías propias, las cuales podemos aprovechar para nuestros rituales y propósitos.

Hay 8 fases lunares y podemos agruparlas en cuatro etapas: luna nueva, luna creciente, luna llena y luna menguante.

Agua de luna nueva

Carga tu agua bajo la luna nueva y usa esta agua como refuerzo para los rituales de nuevos comienzos. Empezar un nuevo trabajo o negocio, una nueva relación, Mudarte a un nuevo lugar, etc.

Puedes rociar tu altar, tu casa o tu espacio de trabajo con agua de luna nueva. Si estás plantando semillas, riégulas con un poco de esta agua lunar para promover un comienzo saludable.

Es útil para el cuidado holístico (tanto para el cuerpo, mente y espíritu), nuevos principios, hechizos o rituales de inicio de proyectos, y para el dinero.

Agua de luna creciente

Los beneficios de esta fase lunar están asociadas con el crecimiento, la evolución y el desarrollo tanto en el ámbito espiritual como el material. Óptima para rituales para el dinero y el éxito y cargar amuletos de buena suerte. Ayuda para trabajos de inspiración, crecimiento y amor.

Agua de luna llena

La energía de la luna llena puede ayudarte a reforzar cualquier tipo de ritual que hagas: rituales de amor y belleza, protección espiritual y psíquica, meditaciones para el crecimiento y la sabiduría.

Las adivinaciones y cualquier práctica ritual en la que necesites fortalecer tus poderes espirituales se verán beneficiados. Simplemente coloca una taza de agua de luna en tu altar mientras lo haces.

Ayuda para el impulso y curación emocional y psíquica, toma de decisiones y fertilidad

Agua de luna menguante

La luna menguante nos ayuda con los destierros y liberaciones. Con la que podrás usar esta pócima mágica para tus rituales si quieres deshacerte de un problema, una persona o una situación, tienes que hacer un ritual de destierro o de congelación yagrega una taza de agua de luna menguante a la lista de ingredientes.

Ayuda para la limpieza, desintoxicación, liberación de viejas y antiguas energías.

Agua de luna y los secretos

También las brujas agregamos agua de luna a nuestro café, o infusión o licuado de frutas, lo que se acostumbre a desayunar a primera hora, para tomar así por las mañanas una verdadera recarga de energía lunar, el agua de luna nos proporciona un impulso energético muy potente, por ello usamos sabiamente según cada fase lunar, para mayor equilibrio con las energías del momento de la naturaleza.

Usamos también el agua aunar para la curación, tanto para limpiar heridas menores como cortes o rasguños, aplicamos agua de luna nueva para favorecer el proceso de curación. Si la herida es sangrante usamos para ello agua de luna menguante. Aplicamos los mismos principios, en cuanto a la curación psíquica y/o espiritual.

También usamos las brujas el agua de luna para nuestros cuidados personales de belleza, por ejemplo para limpieza facial, o para lavar el cuerpo o el cabello, pues el agua de luna proporciona belleza y cuidado a la piel sin igual así como un gran brillo (agua de luna llena) y ayuda con el crecimiento del cabello (agua de luna creciente).

También se puede mezclar el agua de luna con aceite de coco o manteca de karité para diversos usos de cuidado corporal. Y usamos según necesidades concretas, por ejemplo agua de luna menguante para pieles grasas o con acné, agua de luna creciente para pieles apagadas o maduras, agua de luna nueva para regenerar la piel, o agua de luna llena como potente "ampolla flash facial".

Para limpieza vibracional es fantástica el agua de luna menguante o el agua de luna nueva, colocamos nuestra agua de luna en un espray y pulverizamos las estancias que se requieran, o añadimos agua de luna para limpiar los suelos, muebles y objetos. Se pueden añadir aceites esenciales al agua de luna para potenciar el efecto, por ejemplo aceite esencial de salvia o eucalipto.

Antes de dormir, para una noche de dulces sueños, pulverizamos agua de luna en nuestro dormitorio, o al hacer la cama pulverizamos sábanas y almohadas, también se puede de nuevo añadir aceites esenciales de lavanda, naranja o manzanilla al agua de luna para un descanso profundo y plenamente renovador.

Para recarga energética o infundir energía tanto en el hogar como en cualquier objeto, pulverizamos con agua de luna llena.

Para desintoxicar el cuerpo bebemos Agua de Luna Menguante, o si tenemos un día muy ajetreado nos llevamos una botella con agua de luna creciente para ir bebiendo durante el día

Ritual de luna nueva

Cuando la luna está entre la tierra y el sol, la parte de la luna más cercana a la tierra está oscura, por lo que no podemos ver la luna, a esta fase se denomina luna nueva.

Si entre tus planes de inicio de año y a corto plazo, está empezar a cuidar más tu alimentación, comenzar un nuevo hobbie o simplemente sientes que necesitas un nuevo comienzo, la luna nueva es una excelente oportunidad.

Los ciclos de la Luna, además de tener efectos físicos en la tierra como el alza de las mareas, tienen influencia en nuestros comportamientos y emociones, por eso una luna nueva representa un nuevo comienzo y una temporada perfecta para establecer nuevas metas.

Ritual sencillo y muy efectivo de luna nueva:

Busca un lugar cómodo, enciende una vela blanca (de nuevos comienzos), invoca a tus ángeles custodios, utiliza lápiz y papel.

Escribe en ese papel todos tus DESEOS, comenzando cada uno de ellos con la palabra 'QUIERO' o con la palabra 'DESEO' (fluye sin limitarte).

Escribe todo lo que estés pensando en ese momento (sin reflexionar antes de escribirlo). Con anotaciones espontáneas, sin meditarlas demasiado, porque el punto fuerte de este ritual es descubrir lo que realmente está dentro de ti.

Paso seguido lee detenidamente todo lo que has escrito y reflexiona sobre tus miedos, temores, ansiedades y/o preocupaciones. Piensa detenidamente en lo que está impidiendo que avances en los aspectos más importantes de tu vida, ya sea en la salud, relaciones, laboral, económico o familiar.

Al leer tus anotaciones espontáneas descubrirás cuál es el obstáculo que está impidiendo que logres tus metas. Pide claridad mental y bondad en tu corazón para recibir en el transcurrir de los días la respuesta o las respuestas acertadas. Agradece, ten fe, esperanza y ánimo.

Las respuestas y la ayuda te llegarán de la manera más sorprendente. Esta es la magia de la luna nueva en el inicio del Año Nuevo.

Ritual de luna llena

La luna llena es especial porque en general nos dotará de mucha energía positiva para poder emprender aquello que deseemos, aportándonos autoconfianza y autoestima, que nos abrirán las puertas del éxito en aquello que emprendamos.

Aprovecha la energía de esta luna para el empoderamiento, la expansión, la pasión, etc. Así que si quieres aprovechar la energía de esta luna, puedes hacer este ritual para alcanzar aquello que tu deseas o bien ese nuevo proyecto o situación.

<u>Materiales:</u>

1 vela blanca (depende de la petición podría ser del color necesario como rojo o rosa para el amor, verde trabajo, dinero... Etc.)
Hojas de Laurel
Aceite de oliva
1 rotulador negro

Preparación:

Hay que decir que antes de hacer el ritual, debemos que hacer limpieza energética tanto de nosotros mismos, cómo del lugar donde vamos a realizar el ritual. También recordar que hay que limpiar la vela, ungirla (con el aceite de oliva de la mecha hacia la base para atraer) y ritualizarla (mientras unges la vela, visualiza lo que quieres, siéntelo y da gracias cómo si ya fuera tuyo), y no olvidar el círculo de sal para proteger el ritual.

Una vez hecho esto, enciende la vela con cerillas, recuerda nunca con mechero, y da gracias a quien tú creas o en quien tú creas, universo, dios, deidades. Coge las hojas de laurel y en cada una de ellas escribe aquello que deseas, siempre siendo consecuente. Si usas la vela blanca puedes pedir distintos deseos, es decir, amor, dinero, salud si son las áreas de tu vida en las que tú quieres avanzar. Si usas una vela de color, entonces el deseo que escribas en la hoja de laurel será, por ejemplo, si es roja, sobre el amor.

Recuerda mientras escribes visualizar lo que estás escribiendo y sintiéndolo cómo si ya fuera tuyo y sintiendo las sensaciones que sentirías si ya lo tuvieras. Una vez escritos los deseos, tienes que quemarlos uno a uno en la vela, con cuidado de no quemarte. Cada vez que quemes una hoja agradece. Deja que la vela se consuma entera y los restos de quemar las hojas de laurel, los entierras en la tierra de una maceta dónde crezca una hermosa y fuerte planta o flor, y agradece.

Recuerda que para que un ritual tenga éxito, siempre hay que agradecer, visualizar y sentir, y sobre todo mantener la vibración elevada. Si antes tienes que meditar, te ayudará.

Que nuestros días sean perfumados como aroma de incienso.

Absenta: perfume exótico que estimula la imaginación, la creatividad y la sensualidad.

Romero: planta sagrada utilizada en magia y medicina de las tradiciones más antiguas. Componente fuerte para limpieza y protección espiritual.

Aloes (Aloe Vera): Planta conocida desde los tiempos bíblicos por sus propiedades curativas que actúan desde el nivel del espíritu hasta el cuerpo físico.

Lavanda: conocida por los griegos y los romanos, proporciona una relajación profunda. Evita el estrés y el nerviosismo.

Almizcle: brinda confianza, inspira determinación y alienta el amor.

Ámbar: enlace a la energía cósmica, produce atracción divina y espiritual.

Anís estrellado: considerado como atractivo tanto material como emocional.

Aradhana: induce a la relajación. Aradhana significa devoción suprema.

Ruda: indicado para la autodefensa, disipa completamente las energías negativas del entorno. Potente contra la envidia y el mal de ojo.

Bálsamo: indicado para armonizar y calmar ambientes cargados. Elimina las negatividades.

Benjuí: atrae energías positivas y combate las fuerzas negativas. Purifica el medio ambiente y tiene la capacidad de hacer que las cosas se muevan.

Caléndula: consuela el corazón y el espíritu. Se puede utilizar en terapias en el sentido más amplio, para poner sus propiedades beneficiosas.

Manzanilla: aroma ligero y agradable con propiedades calmantes y sedantes.

Canela: la vieja especia trae buenos fluidos financieros, buena suerte, felicidad y alegría de vivir. Exhala un olor muy sensual.

Alcanfor: produce limpieza astral, disuelve energías densas y alivia viejos resentimientos.

Hierba de limoncillo: tiene un efecto tonificante y estimulante. Apto para personas deprimidas y sin ánimo.

Cedro: utilizado como rejuvenecedor, se cree que proporciona longevidad. Se utilizó en Egipto como componente para el embalsamamiento. Su aroma masculino está ligado a la tradicional reputación afrodisíaca.

Chandan o Sandalo: incienso de sándalo de calidad superior. Crea una atmósfera de bienestar en el medio ambiente. Adecuado para la meditación.

Clavo: una de las especias más preciadas, aporta prosperidad y un aumento de las ganancias materiales. Indicado para dinamizar comercios y negocios.

Éxtasis: formulación especial de rosa, incienso: canela, jazmín, ylang-ylang y ámbar. Lucha contra la depresión y el pesimismo.

Eucalipto (Eucalyptus): Estimula y refresca la mente. Incrementa la concentración. Provoca una reevaluación de conceptos y valores.

Especias: mezclas de hierbas aromáticas que aumentan la energía vital, combatiendo el desánimo y la depresión.

Azahar: relajante, proporciona un sueño tranquilo. Estimula la memoria y la concentración, reduce la ansiedad emocional.

Floral: mezcla de flores fragantes que calman y relajan.

Geranio: potente elemento antiestrés es un estimulante para casos de fatiga física o agotamiento mental.

Gita: incienso de geranio. Regenerador emocional. Aumenta la capacidad de superar obstáculos.

Incienso de la suerte: aroma de una fruta exótica de Australia similar a la cereza. Brinda buena suerte.

Indian Gold: su composición con menta y lavanda proporciona relajación y aumento de la agudeza intelectual.

Jazmín: sagrado en la antigua Persia, calma la mente, armoniza las emociones e induce al optimismo. Ayuda a recibir bendición, protección y suerte.

Lavanda: se encuentra en las tumbas egipcias, relaja, calma y refresca la mente. Trae buena suerte y tranquilidad a los negocios y las relaciones.

Lirio: símbolo de pureza. Su aroma eleva los pensamientos y refina las emociones.

Lirio de los valles: promueve la paz espiritual, calma los nervios y reduce las rabietas.

Loto: símbolo de la evolución espiritual, ya que asciende por el costado y crece hacia el sol. En el lejano oriente está la flor que consagra al Buda. Equilibra los chakras, facilitando la meditación.

Manzana Verde: potente para ayudar en todos los procesos de curación física.

Madreselva: regenerador a todos los niveles. Ideal para usar en trabajos de curación.

Megha Mala: incienso elaborado con resinas de madera. Su aroma aporta al usuario tranquilidad y seguridad emocional.

Miel / Rosas: una combinación exótica que induce una atmósfera de romanticismo y sensualidad. El secreto de seducción de Cleopatra.

Miel: indicada para suavizar momentos difíciles y endulzar relaciones. Atrae éxito, brillantez y reconocimiento.

Menta: estimula la inteligencia y facilita la asimilación de nueva información.

Mirra: eficaz para protegerse del mal y romper hechizos en rituales mágicos. Utilizado popularmente para la protección energética.

Fresa: simboliza el placer y la sensualidad. Tiene una característica afrodisíaca y sensorial.

Musgo de roble: utilizado por los druidas como un poderoso regenerador. Imprescindible en las sesiones de sanación.

Nardo: aroma, tradicional, mencionado varias veces en la biblia, produce uno de los perfumes más preciados. Tomado como la esencia de donde se desarrolla el amor. Otorga intuición.

Nuez moscada: genera energía y disposición. Aumenta el grado de seguridad emocional. Mejora las condiciones del material.

Olibanum: conocido como "incienso de lujo", actúa sobre la respiración, relajando y armonizando. Se consideró que servía para apaciguar a los dioses.

Om Shanti: naranja y pachulí. Calma aportando optimismo y alegría a su usuario.

Opio: despierta la sensualidad de una manera atractiva y sutil. Aporta éxtasis y placer.

Paradise: mezcla de incienso, mirra y beige. Tiene acción reparadora y relajante. Facilita la meditación y expande el campo de la conciencia. Proporciona elevación espiritual.

Pachulí: apreciado en Oriente y utilizado como símbolo de paz y amor en Occidente. Atrae al sexo opuesto.

Pitanga: su aroma exótico y suave facilita las ganancias económicas.

Prashanti: su fórmula exótica de rosas y miel aporta romanticismo y sensualidad al entorno.

Fragancia preciosa: su fórmula especial combina azucena, rosa, sándalo y madera. Facilita la meditación y produce un aroma embriagador en el ambiente.

Rosa Blanca: aporta una nueva conciencia espiritual generando desapego y tranquilidad en momentos de dificultad. Símbolo de la comunión divina.

Rosa Mosqueta: alivia la tensión y la ansiedad.

Rosa Roja (Rosa Real): símbolo de pasión, eleva el ánimo y fomenta el amor por la vida. Asombra la soledad de ser una flor de San Valentín.

Sándalo (palos de sándalo): aumenta el estado de conciencia y crea una atmósfera de bienestar. Estando indicado para la meditación y la tranquilidad.

Sapthagiri: fragancia floral que aporta un toque de refinamiento y suavidad al ambiente donde se utiliza.

Éxito: sándalo con rosa. Equilibra las emociones y aumenta el sentido común. Ideal para personas indecisas.

Suganda Sarathi: deliciosa combinación de flores fragantes. Tiene una acción estimulante que favorece la sensibilidad.

La Luna: incienso Nardo, trae paz, amor y tranquilidad al ambiente. Expande la intuición y la imaginación.

El sol: la mezcla equilibrada de lavanda, romero, incienso, canela y sándalo le da a este incienso un aroma delicioso. Atrae vibraciones positivas.

Tuberosa: aroma utilizado tradicionalmente para facilitar el contacto con las esferas superiores.

Violeta: poderosa para revertir casos de profunda depresión o dolor. Renueva sentimientos y une a las personas.

Ylang-Ylang: nacido en Indonesia, cuya tradición es la "flor de las flores", aporta autoestima y amor propio, siendo un poderoso afrodisíaco.

Poderes de la Salvia

Es un antibiótico natural, que favorece al sistema inmunitario, antiséptico, astringente, antiinflamatorio, antioxidante, reduce la glicemia, estimula el apetito, proporciona energía, alivia la debilidad muscular, es relajante, combate el insomnio, alivia los problemas del climaterio, fortalece el cabello y la piel, es cognitiva, útil en el tratamiento del Alzheimer.

Nota: No se indica su consumo en personas con problemas renales, alérgicos, epilépticos, personas con bipolaridad, embarazo y lactancia. Es abortiva, en altas dosis puede ser neurotóxico. Antes de usar esta planta es importante consultar con su médico.

En la magia el uso de la salvia está enfocado en sabiduría, protección, limpieza, deseo, abundancia, purificación, sanación, meditación, transmutación de energías, inmortalidad, longevidad, limpieza de aura, prosperidad económica, éxito, amor y fertilidad.

Baño ritual para Limpieza con Salvia

Materiales:

> Sal de mar
> Agua
> Salvia

Preparación:

Hierve agua suficiente, con la sal de mar, apaga el fuego y agrega la salvia, deja reposar 5 minutos y vacía a un cubo con agua fresca. Báñate como acostumbras, con jabón neutro y tras enjuagarte vacía el agua hervida, no te enjuagues y no te seques con la toalla. No te olvides de limpiar y consagrar tu ritual.

Ritual para Abundancia con Salvia

Materiales:

> 1 vela amarilla
> 3 gotas de aceite de salvia
> 7 monedas doradas (no importa el valor, te sirven las monedas chinas)
> Sal de mar
> Cerillas de madera
> Plato blanco, redondo y liso.

Preparación:

Unge la vela de la mecha a la base (para atraer), acomoda la vela al centro del plato, realiza un círculo con las monedas y lo más alejado de la vela, realiza el círculo de sal (dentro del plato), para dejar que corra libre (se formarán dos círculos uno con las monedas y otro con la sal). Recuerda limpiar y consagrar tu ritual.

Saquito de salvia para el Amor

Materiales:

>Un saquito rosa
>1 cuarzo rosa
>3 cucharadas de lavanda seca
>3 cucharadas de salvia seca

Preparación:

>Mete todo dentro del saquito, limpia y consagra para atraer el amor a tu vida. Déjalo debajo tu almohada. Limpia y consagra tu ritual.

Ritual de Limpieza de casas y espacios con salvia

Materiales:

>Un atadito de salvia
>Un recipiente resistente al calor
>Cerillas de madera

Preparación:

Enciende tu atadito, déjalo arder sin llama, ponlo sobre el recipiente y pásalo desde la última habitación a la puerta de entrada, dirigiendo el humo con tu mano de poder hacia todos los rincones, si tienes una pluma de ave úsala. Deja que termine de consumirse y sopla las cenizas al aire o bien entierra las cenizas.

Ajo protector

El ajo como protector lo podemos poner en la casa para evitar el mal, para mantener alejados a los ladrones. Colgándolo en la puerta sirve para repeler a las personas envidiosas. Se puede poner debajo de la almohada para protegernos durante la noche.

El día de la boda, la novia debe llevar un ajo en un bolsillo para que le dé suerte en su enlace.

Ritual de ajo contra el mal de ojo.

Coger 7 ajos, ensartarlos en un cordel de cáñamo y llevarlo en el cuello durante 7 sábados.

Ritual para que no falte el dinero

Se hace una ristra con un listón rojo y 9 ajos anudados, y se colocan detrás de la puerta de casa o del negocio.

Poderes del Romero

El romero tiene muchísimos beneficios, pero hoy les compartiré algunos usos en lo esotérico: colocar un ramito de romero detrás de tu puerta, dará protección de energías negativas. Preparar una infusión con romero y dar un baño con ella por la mañana te brindara energía y retirara la pesadez y energía negativa acumulada.

Hacer un sahumerio con romero y pasarlo por cada habitación y estancia de tu hogar limpiará el ambiente de energías acumuladas.

Tomar unas ramas de romero y pasarlas por todo el cuerpo y después quemarlas. Esto limpia toda negatividad que haya acumulado.

Si tienes un negocio sahumar con romero al iniciar el día ayudara a atraer más clientes.

Es un excelente protector para rituales de abre caminos.

Colocar hojas de romero en aceite de oliva y dejar reposar dos semanas. Esta esencia da protección y potencia al encender velas para limpias y despojos.

Coronas de romero

Poner coronas de Romero en la puerta de entrada para alejar la envidia, la miseria, las plagas y la tristeza.

Poner coronas de Romero debajo de la cama para alejar pesadillas

Poner coronas de Romero al lado de la cama para curar problemas de memoria

Haz coronas de Romero y coloca una en cada puerta de tu casa y tendrás mucha energía y salud, abundancia sin enfermedades.

Poderes del Laurel

Duerma con algunas hojas de laurel debajo de la almohada cuando tenga alguna situación importante que resolver al día siguiente.

El laurel ayudará en la toma de decisiones, trabajando en su fuerza e intuición.

En el pasado, era costumbre quemar hojas de laurel en los hogares para purificar el aire y el medio ambiente.

Hoy, hemos aprendido que el humo de sus hojas es rico en cineol y eugenol, y la inhalación ayuda a aliviar el dolor de cabeza, limpiar las vías respiratorias y relajar el cuerpo y la mente.

Un baño mágico infundido de laurel estimulará la ganancia financiera, atrayendo la prosperidad y evitando la envidia.

Para evitar las energías negativas de su hogar en la mañana, coloque 3 dientes de ajo, 1 rodaja de cebolla y 3 hojas de laurel en un plato pequeño. Ponlo en lo alto de tu casa donde nadie pueda verlo. Al final del día, tire todo a la basura, excepto el plato, que debe lavarse con sal gruesa y usarse como de costumbre después.

Tener el laurel en la cocina (al lado de las hornallas) aporta abundancia a tu hogar.

Puedes tener una botella con hojas secas, colgar una rama hermosa o incluso hacer una guirnalda. ¡Usa tu creatividad!

El té de laurel estimulará la intuición y puede usarse antes de leer oráculos.

Coloque una hoja de laurel en cada esquina de una habitación para protegerse contra la energía negativa y el mal de ojo. Después de 7 días, retira las hojas y quémelas, enterrando las cenizas. Recuerde abrir las ventanas para que las energías negativas puedan desaparecer con el humo.

El Laurel tiene una energía única que puede usarse para desterrar hechizos y atraer buena suerte.

Las hojas de Laurel fueron utilizadas por las sacerdotisas del antiguo Templo de Apolo en Delfos para promover visiones y sueños proféticos.

Lleve una hoja de laurel en su billetera para atraer la prosperidad.

Poderes de la sal negra

La sal negra, también conocida como sal de las brujas, es un preparado esotérico utilizado para contrarrestar energías negativas; remover hechizos o maldiciones, repeler pesadillas y envidias

Igualmente, es un ingrediente apreciado para la ejecución de rituales de purificación (limpieza), exorcismo, protección (hogar, objetos, personas), y la atracción de la buena suerte.

Aunque no existe una receta única de la sal negra, la mayoría de los preparados incluyen hierbas (de las denominadas protectoras por los practicantes de magia natural), pimienta negra y sal marina gruesa (o gorda).

Colocada sobre el Altar le aportará potencia a tus hechizos, esta sal también se utiliza para la limpieza, carga espejos, círculos de protección y baños de purificación.

La sal de las brujas en la magia blanca, cargada y bendecida con la intención de hacer el bien y nunca pedir nada en contra de la voluntad de otra persona, se usa en el amor, deseos, compensación, curación, abundancia, romper una maldición, la prosperidad, paz, sueños y magia lunar.

Es apropiada para cuando necesitamos un cambio en nuestra vida, en este caso se hace un baño una noche de Luna Nueva, agregando tres puñados de sal negra al agua templada y relajarte en ese baño durante 20 minutos, a lo largo del siguiente mes sentirás que te has despojado de las barreras que te impedían conseguir tus objetivos.

Cuando se hacen rituales, se vierte una pizca de sal negra en cada esquina de la habitación, antes de comenzar el acto mágico, para ahuyentar a las entidades negativas.

Las piedras, amuletos, talismanes, cristales, cuando se limpian con la sal de las brujas, además de purificarlos les potencia el poder que ya de por sí, nos aportan.

Verter un poco de sal negra en el umbral de la puerta principal de entrada a tu casa. Evita que entre la energía negativa.

Poner un vaso de agua, con una cucharada de sal negra sobre la mesa de noche o cerca de la cama. Te protegerá de las energías negativas mientras duermes.

Como comentaba anteriormente no existe una receta única para la preparación de la sal negra, cada maestro tiene su propio método, el cual comparte con los discípulos e interesados.

Una forma simple de elaborar sal negra, es tomar algunas hierbas protectoras secas, y quemarlas en un caldero (olla o sartén) reservado para ello. Las plantas deben incinerarse por completo (quedar totalmente negras).

Nota: algunas hierbas protectoras que puedes encontrar con facilidad en tu cocina para incluir en el preparado son:

Tomillo, ruda, laurel, romero, albahaca, perejil, cáscara de limón, artemisa, ajo en polvo.

No existe limitación en cuanto al número de hierbas a utilizar, más que el gusto del practicante, o si la receta a seguir lo exige.

Lo más habitual es que el número total de ingredientes sea de tres, cinco, siete o nueve elementos.

El proceso de incineración de las plantas puede efectuarse situando el caldero directamente en el fuego (hornillo de la cocina), colocando carboncillos dentro del recipiente, o quemando un pequeño fragmento de Palo Santo, (los carboncillos y el Palo Santo agregan mayor color negro a la mezcla).

Una vez quemadas las hierbas, se procede a retirar el recipiente del fuego, con la debida precaución.

Se trasladan las hierbas a otro envase (junto al carboncillo o el Palo Santo, si fueron usados), donde se le agregará la sal marina gruesa (o gorda), y la pimienta negra.

La proporción (aproximada) es dos cucharadas de sal, por cada una de los elementos quemados.

Cuando los ingredientes estén reunidos, se procede a triturarlos con un pequeño mortero o pilón (más laborioso), o con un molinillo (eléctrico o manual). El resultado final debe ser un polvillo fino negro, (como la sal refinada o más fina).

Poderes del muérdago

El origen de este adorno navideño se remonta a los druidas. Estos consideraban el muérdago una planta mágica, pues era para ellos un remedio universal que servía para proteger y se utilizaba como medicamento. El hecho de que pudiera resultar letal si era consumida en grandes cantidades la convirtió en un producto de profunda veneración para los galos. También fue relevante para la cultura celta, pues se utilizaba como protección contra el mal de ojo y las enfermedades.

También consideraban que ayudaba a las mujeres a quedarse embarazadas.

En la actualidad es considerada la planta del amor (sobre todo en Italia). De ahí que la tradición marque que los enamorados deben darse un beso bajo una rama de muérdago, aunque hoy en día muchos de los adornos de este tipo son de plástico. También se dice que trae buena suerte y amor si se coloca una rama en la puerta principal.

¿Por qué se considera el muérdago una planta mágica?

Los druidas consideraban el muérdago panacea contra todos los males. En Japón, se veneraba para lograr fertilidad en huertos y ganado y tribus africanas lo utilizaban antes de una batalla. Ingrediente principal de la poción de Astérix, también juega gran papel en los libros de Harry Potter. Pero, ¿por qué se considera al muérdago una planta mágica?

El muérdago ha sido venerado por diferentes culturas de todo el mundo. Algo pasa con el muérdago. Cuando un mismo elemento es protagonista de todo tipo de leyendas mágicas en diferentes culturas, uno se pregunta si no habrá algo de verdad en ello, si esta planta parásita, que crece sobre las ramas de los árboles porque carece de raíz, no guarda propiedades ocultas. ¿Por qué se considera el muérdago una planta mágica? ¿Qué esconde el "viscum album"?

El muérdago sobrevive insertando unas ramas especiales en la corteza del árbol huésped para robarle la savia bruta. Por eso, se puede encontrar sobre ramas de pinos, de frutales y hasta en 200 especies de árboles diferentes en todo el mundo. Pero es el muérdago que crece sobre el roble el que fascinaba a los druidas o hechiceros de la cultura celta. En realidad, todo lo que daba el árbol sagrado era venerado por los celtas y el muérdago, una planta que crecía sobre sus ramas, parecía un regalo que el roble hacía a sus creyentes.

Recolección del muérdago bajo la luna.

Los druidas recolectaban el muérdago con una hoz de oro (no se podía usar hierro) y siempre en luna creciente de la primera semana de enero. Una vez cosechado, no podía tocar tierra. Los celtas acostumbraban a agradecer ese regalo sacrificando dos toros blancos, mientras rezaban para pedir prosperidad. Para los druidas, el muérdago era el ingrediente principal de las pociones sanadoras.

A miles de kilómetros de la Europa septentrional, los ainos japoneses (grupo étnico del norte de ese país) daban un tratamiento similar al muérdago. Lo consideraban remedio para todo tipo de enfermedades. Incluso se utilizaba, con el fin de lograr mayor fertilidad a los huertos y lograr mejor reproducción en el ganado. Un sentimiento que compartían con otras tribus igual de lejanas, como los woluf que habitaban Senegal y Gambia. Estos se cubrían con hojas de muérdago antes de partir a la batalla, con la idea de que les proporcionaría protección. ¿Por qué se considera en tantos lugares del mundo el muérdago una planta mágica? Según el estudioso escocés James George Frazer en la misma naturaleza parásita del muérdago: «Verían cada cual, aisladamente, algo sobrenatural en una planta que crece y florece sin tener raíces en la tierra».

El muérdago y el beso

Si el druida Panoramix utilizaba el muérdago como ingrediente principal de la poción mágica que daba fuerza sobrehumana a Astérix, en los famosos cómics, también la escritora J. K. Rowling incluía el muérdago en los libros de Harry Potter como elemento para crear remedios contra pociones, en concreto contra hechizos que afectaban a la memoria. El muérdago ha formado parte siempre de remedios curativos, en concreto los que afectaban al sistema sanguíneo y tumores externos del cuerpo. Así lo recogen Plinio el Viejo e Hipócrates en sus escritos hace miles de años.

Por desgracia, no sabemos la receta de las antiguas pociones de los druidas que incluían al muérdago como ingrediente, ni tampoco nos atrevemos a dar aquí recetas para usar la planta. El hecho de que sea parásita y 'beba' de tan diferentes árboles hace que cada muérdago tenga propiedades distintas. Los expertos en herbolaria inciden en evitar preparados de muérdago que provenga de árboles como el arce, el tilo, el castaño, el sauce o el chopo.

Sí se puede disfrutar de la tradición más deliciosa que aún perdura en nuestros días. La que dice que se puede besar a la persona que esté bajo un muérdago. Una leyenda que proviene de la vieja Inglaterra, en la que se besaba a las muchachas que descansaban bajo un árbol si se podía intuir algún ejemplar de muérdago colgando de sus ramas. El hecho de relacionar el muérdago con la Navidad es curioso homenaje a los antiguos druidas, que esperaban a que pasara el solsticio de invierno para poder cosecharlo. Ahora, cuelga de nuestras casas.

Poderes de La canela

La Canela es una especia poderosa por su sabor, aroma, efectos terapéuticos y místicos.

Tiene propiedades medicinales, funciones estimulantes, y es usada desde tiempos remotos dentro de la espiritualidad y la magia ritual, ya que también tiene poderes místicos ligados a la prosperidad, el éxito y el amor. La prosperidad puede ser material, emocional o espiritual y la canela ayuda a atraer la abundancia a todos los ámbitos de tu vida.

Ritual de Canela

El día 1 de cada mes coloca una pizca de 3 dedos de canela en polvo en la palma de tu mano derecha, ponte en la puerta de tu casa o trabajo.

Antes de soplar, repite:

Mi Divinidad (tu nombre completo y fecha de nacimiento) "Cuando esa canela sople, la prosperidad aquí se notará. Cuando esa canela sople, la abundancia vendrá para quedarse".

Sopla la canela hacia adentro, visualizando con energía que la Opulencia prosperidad y el éxito entrarán en tu casa en tu negocio en tu vida.

Deja que la canela en polvo quede en el suelo después de soplarla al menos 24 horas (hasta que el día 1 del mes termine se coloca), después puedes limpiar con normalidad.

Poderes de la hierbabuena

La hierbabuena (también conocida como menta verde o hierba santa) es una planta que desde siempre se ha conocido por aportar su rico sabor a distintos platos, así como a cócteles, pero además se dice que tiene propiedades medicinales. Se utiliza para múltiples afecciones, a veces se hace de ella un uso tópico y en otras ocasiones se prepara en infusión, vaho, etc.

Algunos de sus usos son:Tomada en infusión es antiespasmódica y carminativa, lo que es adecuado para comidas copiosas o que produzcan gases. Se puede tomar para tratar cólicos

Es una opción natural para ser usada como expectorante, ya que contiene mentol. Forma parte de los preparados naturales para aliviar los síntomas del asma

Se la considera una gran fuente antivírica y antifúngico.

- Alivia los sarpullidos de las ortigas.
- Hay quien la utiliza para tratar dolores menstruales.
- Para combatir el mal aliento.

- Para aliviar los síntomas de las afecciones en las vías respiratorias

Estas son algunas de las propiedades que aporta la hierbabuena a nivel natural y de salud. A veces, para que tenga este tipo de efectos, no se trata de tomarla únicamente, sino que acompaña, potencia o la potencian otras plantas para que resulte más efectiva y eficaz.

Por otra parte, también la hierbabuena ha cumplido un papel importante en el mundo de la mitología y los ritos funerarios, lo que también sumo un papel importantísimo en tiempos pasados, pues no solo es aromática, sino que también estaba considerada como una planta que ofrecía buena suerte y un buen camino al otro lado.

A pesar de esta mitología, se dice que a un nivel espiritual, la hierbabuena es capaz de alejar los malos espíritus atrayendo la buena suerte a quien la toma, o la lleva consigo. A su vez, otros beneficios que se le atribuyen a esta planta son que atrae la energía positiva, que mejora y equilibra el humor, que es capaz de cortar el mal de ojo, protege de la magia negra, protege de la envidia de los otros y equilibra la energía.

¿Cómo usar la hierbabuena para la buena suerte?

Si deseas que la hierbabuena te aporte buena suerte, no es solo esencial llevar algunas hojas encima, sino que existe un pequeño ritual que podemos realizar todas las mañanas y que nos permita hacer que nuestra suerte mejore.

El ritual consiste en cortar unas cuantas hojas de hierbabuenas que tendremos que quemar con una vela blanca. Podemos sumar además (si queremos) unos pétalos de rosa.

Otro tipo de ritual, será quemar aceite de hierbabuena que podemos comprar en herbolarios, o quemar incienso de menta.

Se dice que si deseamos tener la buena suerte a todas horas de nuestro lado, hemos de plantar una planta de hierbabuena en una ceremonia en la que se pida a la luna y a la tierra que unifiquen sus energías, para que junto al agua transmitan poderes a la hierbabuena.

Por último cabe añadir que la hierbabuena está considerada también como una planta que nos protege. De este modo, se cree que llevar una pulsera de hierbabuena permite el equilibrio orgánico y estimula la meditación, contrarrestando el estrés y la depresión.

Poderes del azufre

Es uno de los minerales más apreciados y usados en la magia purificadora.

Se utiliza como ingrediente de absorción en los rituales por su alto poder. Sirve para recoger las energías negativas, detener espíritus perniciosos, anular cascarones del bajo astral y frenar proyecciones negativas.

Se dice que es un mineral antidemonios, ya que es capaz de detener a los espíritus más oscuros. Los egipcios ya lo utilizaban para purificar los Templos y despejarlos de toda la maldad. También es efectivo para neutralizar las emociones tóxicas y los restos que desprenden las "visitas plomo".

Cuando se quema (sobre carboncillos auto-combustible) deshace toda la negatividad que hay en el ambiente (recogiéndola y dirigiéndola hacia el fuego del carbón). En este sentido debe utilizarse con precaución, ya que tienen un olor desagradable. Mezclado con ruda, romero, pimienta negra, ortiga y sangre de dragón se obtiene un polvo de purificación magnífico. Este polvo ha de ponerse en el suelo formando cruces de brazos iguales y se prende.

Al quemarse se libera a la atmósfera un aroma fuerte que absorbe y purifica cualquier entidad oscura. Se recomienda colocar sobre una cazuela de barro para no ensuciar el suelo. Llevado como amuleto de protección el Azufre potencia la voluntad y ayuda a identificar los rasgos negativos de nuestra personalidad.

Nos permite ver aquello que desobedecemos deliberadamente aun sabiendo que es lo mejor para nosotros. En este sentido se recomienda especialmente a las personas con carácter rebelde o testarudo (adolescentes, jóvenes, etc.).

Rociado alrededor de la casa absorbe la maldad y retira los obstáculos que nos impiden avanzar. Esto es especialmente útil para mantener nuestra propiedad a salvo de intrusos.

El Azufre también es efectivo para frenar las erupciones violentas (ya sean sentimentales, mentales, físicas o económicas). Nos permite equilibrar los patrones mentales repetitivos y liberarnos de ellos tomando consciencia.

También nos sirve para potenciar la creatividad y obtener ideas nuevas. ¿Sabías que el Azufre resulta beneficioso para atraer el dinero y potenciar las ventas? Bien utilizado atrae a los espíritus colaboradores y nos permite acceder a la fortuna. Mezclado con canela en polvo, nuez moscada, pimienta de Jamaica, hierbabuena y laurel obtenemos un polvo fantástico para regar en los negocios (detrás de la puerta) y espolvorear las esquinas del hogar. Una pizca de este polvo sobre la puerta de entrada llamará al dinero y multiplicará las ventas del día.

Un elemento tradicionalmente asociado a la maldad nos ayuda en realidad a neutralizar su poder. Ahora ya sabes cómo utilizarlo y aplicar correctamente su poder.

Atención: debido a su alta toxicidad, el azufre nunca debe usarse por personas con problemas en las vías respiratorias, asma o bronquitis, ya que el humo que desprende resulta tóxico. Tampoco debe usarse en presencia de los niños. Debe quemarse siempre con las puertas y ventanas abiertas o al aire libre y evitar tocarlo con las manos. No ingerir.

Poderes de la cascarilla

Usos de la cascarilla

Es algo muy simple, pero que todos debemos de tener en nuestra casa es **la cascarilla** si se que parece gris, pero no lo es, está hecho de carbonato de calcio, que se encuentra en la cáscara del huevo y se prepara con agua bendita o agua florida, el carbonato de calcio es un fuerte purificante limpiador astral y rompe daños, embrujos, maldiciones, espanta muertos oscuros, y el agua bendita pues purifica el espíritu, y hace que brille el campo áurico.

Si te sientes, cansado, deprimido, fastidiado, no duermes, estás ansioso, enojado, te duele la cabeza, te sientes pesado y quieres mandar a todos a su pm. Entonces es hora de preparar este baño.

Toma una cascarilla, desbarátala en una cubeta grande llena de agua y báñate con esta, sentirás como te va limpiando y tendrás paz y un nuevo impulso para seguir adelante.

Se recomienda hacerlo por la noche, ya que cualquier baño tiene que reposar en tu piel ocho horas.

Oyes ruidos extraños, miras sombras en tu casa, la sientes oscura, te han tirado cosas afuera, tus vecinos te maldicen y tus familiares se pelean, y ya te quieres salir de ahí. Toma la cascarilla desbarátala en una cubeta y con ella limpia tu casa, verás cómo se limpia y todo cambia esto se hace tres veces. De preferencia háganlo con agua fría si es para baño templado nunca caliente.

La cascarilla tiene el poder de enfriar nuestra cabeza para pensar mejor y darle solución a nuestros problemas.

Esta también se ocupa para hacer ciertos símbolos mágicos para protección y formar barreras contra el mal.

Con una cascarilla dibuja una cruz en cada entrada de las puertas de tu casa en la parte de arriba de las ventanas y así el mal se mantendrá alejado.

Desbarata una cascarilla en tu mano y echa un poco del polvo en cada esquina de cada habitación, cocina, baño, y patio, la librarás del mal.

Hazte una cruz de cascarilla en la frente, en el pecho, en la espalda, en la planta de los pies, en la palma de tus manos, cuando sientas que algún espíritu te moleste, que no te deje dormir o que te cree pesadillas o malos pensamientos aleja a todos los espíritus malos.

La cascarilla es algo simple, pero milagroso nunca debe de faltar en tu casa.

Poderes de la piedra de alumbre

La piedra de alumbre tiene, múltiples aplicaciones mágicas, pues es la luz antes de la oscuridad de lo desconocido. Según las leyendas, era la fuente de energía del continente perdido de Lemurias (en el océano Pacífico).

Esta piedra ha sido usada desde tiempos inmemorables por culturas indígenas en rituales para honrar a los Dioses, en la costa septentrional de África se usa para alejar el mal. Tiene un poder dual, simboliza la purificación como la destrucción. Están concebidas para limpiar, potenciar, obtener beneficios de las virtudes positivas de tan apreciado bien.

- Un trozo de alumbre colocado en el hogar sirve para protegerlo de energías sutiles.
- Se usaba también para pedir lluvia y que hubiera buenas cosechas.

- Provocan el aumento de la clientela.
- Sirve para ayudar a las almas de los difuntos a alcanzar la luz.
- Sirve como amuleto protector de nuestro cuerpo etérico ante ataques de magia y descubrir quién nos la envió.
- Se usa para limpiar la casa, el negocio, a nuestras mascotas, nuestros seres queridos y nosotros mismos de todo tipo de malas energías.
- Relaja, tranquiliza y favorece la recuperación, elimina cargas negativas que las personas sensibles absorben.
- Favorece la posibilidad de conseguir el trabajo que uno desea, empleo, carnet de conducir, oposiciones, exámenes.
- Sirve contra el insomnio y las pesadillas, para alejar espíritus del bajo astral que nos molestan.
- En Reiki se utiliza para quitar dolores, para recuperar y/o no seguir perdiendo la memoria.
- Irresistible atrayente sexual, aumenta el placer, potencia la voluptuosidad y el deseo, para un encuentro mágico dándose un baño juntos en la bañera.
- En rituales de amor para hacer que regrese el ser querido si este nos sigue amando, si no iría en contra de las leyes de la magia y el Universo el hacer este tipo de hechizo.
- En rituales relacionados con el trabajo, dinero y éxito.

- Sirve para proteger a los niños de malas energías colocando una pequeña cantidad de este mineral cosiéndolo en el interior del gorro del niño.

Rituales mágicos con el alumbre

Para limpieza del hogar

Disuelva en un cubo con agua un puñado de piedra alumbre, despojo limpia casa, hojas de romero y cortezas de tila. Lave puertas y ventanas que den al exterior, con la ayuda de una mopa nueva, limpie los rincones de su hogar o negocio para neutralizar las energías negativas. Encienda un velón amarillo y rojo para concluir el ritual.

Limpieza de amuletos y resguardos

Disuelva unas piedras de alumbre en un vaso de agua, meta sus amuletos y resguardos dentro de la misma y deje reposar toda la noche, por la mañana séquelos con una toalla limpia y colóquelos en algún sitio para que reciban los rayos del sol. Pida lo que desea a los amuletos.

Para alejar pesadillas

Disuelva en un vaso con agua una piedra de alumbre coloque este vaso debajo de su cama procurando que quede a la altura de su cabeza, mientras se está durmiendo intente conectarse con el agua y trate de filtrar todos sus pensamientos negativos a través de ese vaso, en la mañana tirar el agua al lavabo.

Contra Envidias

Materiales:

> Un limón fresco
> Una piedra de alumbre (con las yerberas o en las farmacias)
> 7 gotas de su loción favorita

Preparación:

Unte la loción al limón y a la piedra alumbre y guárdelos en su bolso o en el cajón de su escritorio. En cuanto endurezca el limón, arrójelo por encima de su hombro izquierdo en un cruce de calles y diga:

"He quitado la mala energía causada por las envidias, este limón se lo lleva todo."

Por lo que respecta a la piedra alumbre, cámbiela una vez al mes y quémela sobre una tapadera, comal o sartén.

Beneficios espirituales

La piedra de alumbre es utilizada desde la antigüedad por sus múltiples aplicaciones. Como su nombre dice, sirve para "alumbrar", para dar luz en la oscuridad.

Es un mineral purificador por excelencia. Hay leyendas de la Atlántida y Lemuria, en las que se menciona su utilidad. Por su poder catalizador, absorbe la negatividad del ambiente en donde el polvo se deposita, y cuando se coloca en agua, cristaliza, recogiendo la negatividad y atrapándola en los cristales. Se utiliza para quitar todo tipo de energías negativas, dar luz a los espíritus, elevar la materia, quitar envidias, contra pesadillas, alejar malos espíritus, protector contra mal de ojo, talismán protector.

Dar luz a los espíritus: en caso de amigos o familiares fallecidos, se coloca junto a una fotografía para darles luz en el plano astral donde se encuentren.

Quitar envidias: se coloca detrás de la puerta de entrada a la casa o el negocio, y así formará una barrera protectora que hará que la persona que entre por ella, deje su negatividad antes de entrar.

Contra pesadillas e insomnio: colocada encima de la mesita de noche, limpia de negatividad del dormitorio, proporcionando descanso y sueños apacibles.

Limpieza de casas y negocios: colocar varios recipientes de piedra de alumbre o de polvo de alumbre en agua, en las habitaciones principales, cambiándolos cada 48 horas de sitio, hasta ir "limpiando" toda la casa o el recinto.

Para elevar la materia: el alumbre es especialmente útil para médiums y espiritistas, ya que al estar colocado junto a ellos en sesiones de espiritismo o en rituales espiritistas, aleja a los espíritus burlones y únicamente se contacta con espíritus ascendidos.

Mal de Ojo: se coloca dentro del hogar o el negocio como talismán protector. Para llevarlo encima utiliza un trozo de piedra o dos en una bolsita.

Modo de empleo: se pone en un vaso de cristal el contenido de la bolsita, y se añade agua hasta sobrepasar 3 cm. aproximadamente el polvo o las piedras. Se coloca el vaso en un rincón de la casa o el local. Una vez el agua se haya evaporado, se tira el vaso con los restos cristalizados al contenedor de la basura. No es recomendable volver a utilizar el vaso o recipiente usado, ya que en él se habrá depositado toda la negatividad del ambiente, tampoco debes tocarlo, ya que absorberías tú mismo la negatividad.

Si el alumbre trepa mucho por las paredes del vaso o recipiente, es señal de que hay más negatividad, energías nocivas, etc., de las que ha podido absorber. También es señal de mal de ojo o envidias en la persona, por lo que hay que seguir repitiendo hasta que el vaso quede con el alumbre depositado en el fondo, cristalizado pero sin trepar por las paredes del recipiente.

Beneficios cotidianos

La piedra de alumbre es un mineral, sal a base de sulfato de potasio (alunitas), que se encuentra de forma natural, se utiliza desde la antigüedad tanto en cosmética como para la limpieza de tejidos.

En la actualidad, encontramos piedras de aluminio en dos versiones diferentes, la natural y la sintética. Para diferenciarlas hay que tener en cuenta que:

La piedra de alumbre sintética se identifica con la denominación de «armónium alum» y se fabrica con sal de amonio.

La piedra de alumbre natural se corresponde con la denominación de «potassium alum».

El aluminio, de cuyos riesgos cancerígenos nos han alertado en ocasiones, es uno de los componentes de la piedra de alumbre natural y de la sintética. Ahora bien, no todas las formas de aluminio inciden del mismo modo en nuestra salud. En este caso no se trata de un elemento que se adhiera a la piel y, además, es eliminado de forma natural mediante la transpiración o al ducharnos.

Posee propiedades astringentes, antisépticas y antitranspirantes, tras su aplicación, deja una capa transparente que actúa como barrera contra los malos olores y la formación de bacterias.

Contiene propiedades hipoalergénicas, por eso las pieles más sensibles y reactivas la pueden utilizar sin problemas.

Es hemostática y astringente, es decir, tiene compuestos cicatrizantes. Por eso cura los arañazos, los pequeños cortes e incluso la irritación de la cuchilla.

Con ella se puede tratar las llagas y las pequeñas heridas de la boca así como otros problemas bucodentales.

También es un excelente remedio para las picaduras de insectos.

Es decir, a modo de resumen, los usos de la piedra de alumbre son los siguientes:

- Desodorante corporal
- Cicatrizante de heridas e irritaciones
- Calmante tras el afeitado

- Aliviar picaduras de insectos
- Limpieza de ropa

¿Cómo utilizar la piedra alumbre?

Antes de utilizar la piedra de alumbre hay que humedecerla un poco. Después, hay que aplicarla en las zonas de la piel que quieras tratar: axilas, pies, rostro, etc. Recuerda que previamente debes haber limpiado y secado bien la piel y que la piedra se haya disuelto al entrar el contacto con el agua. Tras su uso, no olvides secarla y guardarla totalmente limpia. Una de sus mayores ventajas es que no mancha la ropa. Si eres particularmente sensible al perfume de tu desodorante y no te gusta el hecho de que la piedra no tenga olor, añádele unas gotas de aceites esenciales. Hay que ir con cuidado de que no se nos caiga, pues, por su composición, se rompe con mucha facilidad.

¿Cómo elegir la piedra correcta?

La mejor opción es la piedra de alumbre natural. La reconocerás por su aspecto un poco traslúcido y porque entre su composición incluye el «potassium alum».

Como la ley exige que en las etiquetas de los productos cosméticos se detalle la composición de cualquier producto, no te será difícil diferenciar entre los dos tipos de piedra de alumbre. Es preferible evitar las piedras sintéticas porque pueden contener mayor cantidad de compuestos químicos.

Por último, debes tener en cuenta de que este tipo de desodorante corporal no tiene olor.

Estrella de la prosperidad

Es un amuleto natural, este ritual nos abrirá puertas a mejorar nuestra economía y prosperidad en general.

Materiales:

Ramas de canela
5 clavos de olor
1 cuerda pequeña

Preparación:

Se atan las ramas de canela entrelazadas, haciendo que queden en forma de estrella. En cada uno de sus extremos se incrusta un clavo de olor, mientras decimos una frase mágica y sigilosa, dígala en con toda convicción: "Como una estrella has de brillar y desde los cielos me has de alumbrar. Que ilumine el camino de la prosperidad, y llegue a mi hogar como resultado de mí trabajar"

La estrella se puede colgar a la entrada de casa o de un negocio donde su intuición. Se pueden hacer tantas como se quiera y así, de paso, beneficiarnos con su maravilloso olor.

El día más apropiado para crearla es el jueves, día de Júpiter para la abundancia, prosperidad y concreción de deseos, también se puede realizar con Luna creciente/llena (a ser posible por la mañana o mediodía.), pero podría ser por la tarde llegando del trabajo, lo importante es la intención después puede hacer sigilos, que es realizar formas con un incienso y bailar porque se activan con el movimiento.

Eliminar bloqueos y obstáculos atrayendo lo positivo

Para eliminar bloqueos y obstáculos la primera cosa que debes hacer es averiguar qué es exactamente la parte de responsabilidad en lo que te está bloqueando y deteniendo, causándote infelicidad para que sea reemplazado por abundancia positiva.

A veces esto puede ser muy difícil, ya que significa admitir algunas cosas sobre ti mismo, que no te gusta, o que realmente no quieres pensar en ello, pero recuerda que el objetivo de este ritual es romper las barreras, y hay que empezar desde tu interior.

No importa cuántos obstáculos hay afuera, tu único peor enemigo puedes a menudo ser tú mismo:

¿Te falta la confianza para pedir ayuda a otros para alcanzar tus objetivos?

¿Estás con mucha arrogancia para escuchar a las personas que quieren ayudar?

¿Procrastinas, demoras y pierdes el tiempo sin ocuparte de lo que importa?

¿No puedes trabajar con los demás ni relacionarte?

¿Tienes miedo de levantarte por tus propios medios?

¿Sientes que te falta capacidad, recursos, valor para luchar por ti?

Pues bien, muchos problemas y dificultades puede haber contra ti allí fuera, pero seguramente tú tienes tu cuota de responsabilidad y el sentido de este hechizo es poder ver lo que te bloquea, aceptarlo, cambiarlo y liberarte, a la vez que limpias los obstáculos ajenos a ti.

Materiales:

- Una vela negra
- Una vela blanca
- Una vela azul
- Varas de sahumerio de limón, canela, tomillo, avellana o lila para la adivinación y clarividencia (o puedes quemar alguna de estas hierbas sobre carboncillos en lugar de usar un sahumerio).
- Varas de sahumerio de salvia, ruda o romero para la eliminación de bloqueos (o puedes quemar alguna de estas hierbas sobre carboncillos en lugar de usar un sahumerio)
- Un dibujo grande o impresión en papel de la runa HAGALAZ (utilizarás otras dos runas, pero se tallarán en las velas)
- Un Espejo Negro (ya lo explicaré)
- Papel y algo para escribir

Procedimientos:

Día para hacer el hechizo: cualquier día de la semana

Fase de la luna: cualquier fase, porque este hechizo es tanto para eliminar (menguante) como para atraer lo bueno y positivo (el resto de las fases).

Horario: es conveniente en horas nocturnas, pero puedes hacerlo durante todo el día.

Con este hechizo ritual para eliminar bloqueos y obstáculos, lo que vamos a intentar hacer es reflejar tu interior, y encontrar los bloqueos que te impiden la felicidad, la armonía, o el éxito en lo que deseas o necesitas.

Es conveniente hacerlo en un entorno muy tranquilo, sin nada que te distraiga, como un teléfono, la radio, la televisión, o los niños. También ayuda si la habitación es bastante oscura (por ello es mejor hacerlo de noche).

Tienes que ser capaz de ver lo suficientemente bien como para escribir, pero las luces brillantes de las ventanas abiertas o artefactos de iluminación puede ser una distracción. Una pequeña lámpara en un rincón de la habitación es el justo. Asegúrate de tener un buen tiempo disponible, de modo que no te sientas con la presión de terminar.

Estas son la 3 runas que usarás: (si no sabes que es una runa por favor investigar por medio del internet).

La runa Hagalaz deberás dibujarla en un trozo de papel o imprimirla directamente desde internet.

Las runas Dagaz y Jera serán talladas en las velas.

Enciende al menos 2 varas de sahumerio de adivinación (limón, canela, tomillo, avellana o lila). Y al menos 2 varillas de sahumerio de eliminación (salvia, ruda o tomillo). Puedes usar carboncillos para quemar incienso, y agregar sobre ellos las hierbas en cuestión, pero te será más sencillo y práctico usar los sahumerios, no obstante usa lo que prefieras tú. Debes poner los sahumerios de adivinación a la izquierda y a la derecha los de eliminación.

Ahora coloca entre medio de los sahumerios, tu espejo negro.

Un espejo negro, tienes desde ya, un vidrio negro y es muy posible que no tengas un espejo así en tu casa, de modo que lo puedes reemplazar por una taza o cuenco de color negro lleno de agua o también por una olla o caldero de hierro negro, también con agua para que trabaje de "espejo".

Si no tienes nada negro, utiliza el recipiente más oscuro que tengas. Llénalo de agua y ponlo entre los sahumerios.

Coloca arriba del espejo, al centro, entre las demás cosas, tu imagen escrita o impresa de la runa Hagalaz.

Ahora talla en la vela negra la runa Dagaz, talla el dibujo de un ojo y talla tu nombre completo. Coloca la vela a la izquierda del espejo negro y enciéndela.

Luego talla en la vela blanca la runa Jera, talla también tu nombre y las palabras "Un nuevo comienzo para mí".

Coloca la vela blanca a la derecha del espejo negro y enciéndela.

Toma la vela azul y talla en ella tu nombre y el dibujo de un sol.

Pon la vela sobre el papel de la runa impresa y enciéndela.

Todo el escenario debe quedarte Aproximadamente así: siéntate cómodamente en una silla o en el suelo y toma el espejo negro o el recipiente con agua y mira en la superficie iluminada por la luz de las velas encendidas. Tienes que despejar tu mente y centrarte en lo que ves de ti mismo para ver qué es lo que te está bloqueando de la paz, la armonía, el éxito, o las cosas que deseas.

Esta experiencia es diferente para cada persona y tú debes estar listo para explorar las verdades sobre ti, tus emociones y sentimientos profundos, decirte la verdad, mirar tus relaciones o situaciones. El descubrimiento de estas verdades es crucial para romper las barreras que impiden que llegue a ti lo que deseas.

Deberás enfrentarte a verdades que no te gustará asumir, como "soy un haragán" "tengo un pésimo carácter" "manipulo a las personas" "soy egoísta" entre otras muchas verdades incómodas que TODOS tenemos dentro. A medida que vienen a ti, debes escribirlas en el papel.

La duración de este proceso varía. Cuando sientas que es hora de parar, deja de escribir y pon el papel bajo el espejo negro.

Es posible que luego de este proceso puedas sentirte cansado, enojado o deprimido. No debe preocuparte, es normal. El derribo de estas barreras es una parte crucial de manifestar lo que realmente deseas.

Cuando las velas se han quemado por completo, toma la cera sobrante y restos de vela que pudieran haber quedado de la vela azul y la imagen de la runa Hagalaz, y colócalas en una bolsa pequeña de tela azul o blanca, y guárdala en tu mesa de noche.

Toma la cera sobrante y restos de vela que pudieran haber quedado de la vela negra, debes enterrar todo en el suelo, en la tierra o en maceta en tu misma casa.

Por último toma la cera sobrante y restos de vela que pudieran haber quedado de la vela blanca y colocarla cerca de la entrada principal de tu casa, o debajo de la alfombra de bienvenida o en una maceta.

El espejo o cuenco lo lavas con agua limpia y lo guardas o lo utilizas, si es una taza por ejemplo.

El Agua, si usaste una taza o caldero, la arrojas al retrete o al desagüe de la cocina.

Y eso es todo lo que hace falta para eliminar bloqueos y obstáculos, muy recomendado para expandir una maravillosa energía curativa, depurativa, que nos limpie y nos permita recibir los dones, las cosas positivas, la buena fortuna, la abundancia en todas sus expresiones que llegarán para nosotros.

Amuleto para atraer dinero

Materiales:

    Incienso de sándalo
    3 rajas de Canela
    Hilo rojo (estambre o listón)

Procedimiento:

Enciendes el incienso, pasarás cada raja de canela por el humo, así como el hilo.

Atarás el hilo dando 7 vueltas y 7 nudos y repitiendo:

"El dinero llega a mí por canales inesperados de bien"

Lo puedes poner: detrás de tu puerta en tu cocina, en tu bolsa. Esto debes hacerlo en la mañana.

Hechizo para cobrar deudas

Un trabajo sencillo para recuperar lo que te deben, ni más ni menos.

Materiales:

>5 ramas de canela.
>Huevo
>Un vaso o recipiente de cristal, pequeño
>Una copa
>Agua
>Vinagre blanco
>Un cordón de lana amarilla o dorada
>Papel y lápiz o bolígrafo

Cortamos el papel en dos, en ambas partes se escribe el nombre de la persona deudora y nuestro teléfono, en los dos papeles. Cargamos la canela visualizando cómo nos pagan el dinero que nos deben. Hacemos un canutillo con uno de los papeles, como si fuera un cigarro, a continuación hacemos un atado con las 5 canelas y el canutillo de papel, de manera que el papel quede en el centro, y lo atamos todo con la lana haciendo 3 nudos.

Llenamos un cuarto la copa de vinagre, e introducimos el atado de canela dentro, en vertical, como si tuviera que absorber el vinagre.

Con el otro papel hacemos otro canutillo. Con el huevo en vertical hacemos un orificio lo suficientemente grande para introducir el canutillo con el papel, en el vaso pequeño de cristal colocamos el huevo en vertical con el papel hacia arriba y cubrimos el huevo con agua. Cargamos ambas cosas visualizando como ya es un hecho que nos han pagado la deuda. La copa de vinagre con la canela se esconde en algún lugar de casa lejos de miradas curiosas, y el huevo se mete en el congelador. Los resultados deben verse sobre 24-48 horas. Una vez transcurrido ese tiempo, se mete todo en una bolsa negra y se tira al contenedor.

Larvas astrales

Sobre las Larvas:

Las Larvas o gusanos astrales, son seres de bajo nivel, como insectos, que andan en cantidades, ellas se adhieren a tu aura, y se alimentan de tu energía. Debilitándote y ocasionándote vicios. Algunos creen que estas larvas llegan cuando fuiste una persona muy viciosa en cualquier contexto, y dejaste ese camino por uno lleno de luz y espiritualidad, se dice que ellas llegan a recordarte esos placeres o tentaciones.

Factores:

1. La muerte de un ser cercano o familiar: Los choques emocionales bajan las defensas astrales.

2. Aborto: Puede ser también causado por el aura del bebe al debilitarse.

3. Drogas y cirugía: no viene al caso fumarse un cigarrillo. Solamente quedar inconsciente en el momento.

4. Desgastes de energía: al practicar mucho alguna magia, o habilidad, nos desgastamos de nuestra energía y ellos pueden entrar al tener nuestras defensas bajas.

5. Contraerlas también puede suceder cuando visitamos el astral, aunque también sucede si tocamos un objeto de otra persona, un objeto o cosas que retengan energía negativa como un cuarzo, algo de metal, también cuando estamos cerca de personas muy negativas, o viciosas (como si te pegaran los piojos) Pero debes estar débil primero.

6. Pueden ser atraídas por los pensamientos negativos o de baja vibración (también por emociones, palabras o acciones negativas), que nos rodean pueden hacernos sentir especialmente mal en momentos en los cuales no estamos vibrando a una alta frecuencia.

7. Estar en un ambiente o entorno negativo de personas que no nos desean bien, o que envidian algo que tenemos o, incluso, algo que somos, puede terminar afectándonos si lo permitimos. Así mismo con lugares o espacios donde hay desorden y suciedad (es donde mejor se alojan ellas).

Tener en cuenta que cuando estamos vibrando a una alta frecuencia (siendo optimistas, vibrando en positivo, queriéndonos, estando felices con hacer el bien, etc.), las vibraciones inferiores no pueden afectarnos.

Pero desde el momento en el que nosotros no vibremos de esta manera, todas estas energías inferiores pueden hacernos daño, sobre todo daño psíquico, ya que las enfermedades no son más que reflejos en el cuerpo físico del plano espiritual, mental y emocional.

Esas energías al vibrar y atacar desde esos planos (sobre todo emocional), tardan en afectar al cuerpo físico una vez estemos nosotros de bajón, pero con el tiempo sentiremos que nos falta energía, las cosas parece que no nos salen bien, pensamos negativamente, e incluso con el tiempo notaremos dolores de cabeza, físicos, etc.

¿Cómo saber si tenemos o albergamos uno? (Patología de un gusano astral)

1. Cuando ellos manipulan nuestra mente para que tengamos cierto tipo de "antojos" o tentaciones, que suelen ser los que ellos prefieren, beber, sexo, azúcar, comida en exceso, cigarro, drogas, adicciones en general, etc.

2. Pueden llegar a ocasionar traumas más serios como depresiones, trastornos de personalidad, etc., para eso se necesita mucho tiempo, y que sean personas de carácter más bien débil o sumiso.

3. También pueden ocasionar trastornos energéticos, llegando a la enfermedad, incluso tumores, ya que son cuerpos energéticos extraños a nosotros, como pequeños bloqueos.

4. Nos sentimos drenados, apáticos, aburridos, etc. Como que algo o alguien nos "roba" nuestra energía, que dicho sea de paso está relacionado con el vampirismo psíquico.

Como eliminar larvas astrales

1) Azufre: puede ponerse azufre en polvo en el zapato, aplicarse directamente la barra de azufre por todo el cuerpo, o poner una barra de azufre en la almohada. También se puede quemar el incienso por la habitación, evitando de no oler el humo. Para más fuerza, empaparlo en alcohol, así se quemarán las larvas. No tocar una vez hecho el procedimiento.

2) Incienso: limpiarse periódicamente con el humo del incienso, preferentemente de sándalo o romero por todo el cuerpo.

3) Huevo: pasarse el huevo por todo el cuerpo y después botarlo.

4) Alumbre: remojar el alumbre con agua bendita o agua florida, pasarlo por todo el cuerpo. Una vez hecho eso, quemar el alumbre y luego botarlo. No tocar.

5) Antahkarana: este símbolo tibetano no solo es un poderoso sello para la sanación y meditación, sino para limpiar los chakras, poniéndolo en su pared, directamente en su dirección (encima de su cama). Poner un Antahkarana hembra y dos machos (se diferencia porque las hembras tienen líneas más delgadas y los machos más gruesos y pequeños). También sirve para optimizar cuartos y limpiar ambientes.

6) Gayatri Mantra: con la poderosa vibración de este mantra, repele toda baja vibración y negatividad en general. Recitarlo cada día por 108 veces.

7) Piedra y Sal: se necesita un pocillo o vaso de vidrio, 1 cuarzo cristal o si no piedra de mar, un puñado de sal marina (la sal hace que las seque), y agua mineral. Primero colocar el agua en el vaso o pocillo y disolver la sal.

Luego se coloca la piedra de mar o el cuarzo cristal. Enseguida colocar esto debajo de nuestra cama y dejarlo por 7 días. Aparte darse un baño de sal. Una vez pasado el tiempo, y si efectivamente tenías larvas pasara lo siguiente: la piedra va a tener cristalizada la sal a su alrededor cubriéndola completamente.

En el vaso, la sal se pegará (como un cable sulfatado), estará en el pocillo con la sal, saliendo por las orillas como si estuviese hirviendo. Si no sucede esto es porque no había larvas. Es importante no tocar la piedra pues está llena de energías negativas. Cógelo con un paño o bolsa y bótalo a algún río, o a la basura. También tener cuidado con el agua. Por último hacer este ritual en la primera luna llena del mes.

8) Gemas: las indicadas para este caso, es la Rosa del desierto y la hematita. Portarlas como dijes, en el bolsillo o debajo la almohada. Descargarlos semanalmente.

9) Reiki: el Reiki es muy bueno para esto, ya que trabaja con el flujo y la vibración de la energía. Hacer el Cho-ku-rei (Choo-Koo-

Rai) con líneas de fuego dorado, pronunciando 3 veces o más, tanto oral como mentalmente, recitarlo con firmeza.

10) Cuencos: los cuencos tibetanos son muy eficaces para elevar y limpiar la vibración de los chakras.

11) Llama Violeta: visualizarse en Fuego violeta por el tiempo que sea necesario.

¿Quién no ha tirado un puñado de sal sobre el hombro izquierdo para prevenir la mala suerte?

La sal es mucho más que un ingrediente de cocina, es desde la antigüedad, uno de los elementos más poderosos para proteger, limpiar, purificar y deshacer males. Su benéfico uso en la alimentación como conservador de los alimentos, pronto se trasladó al mundo de lo mágico, trasladando sus características protectoras y liberadoras.

Ritual para la protección familiar

En un frasco de vidrio, coloca agua bendita y por cada integrante de su familia, pondrán un papelito con nombre completo y fecha de nacimiento. Si tienen una foto familiar también pueden colocarla y al dorso los nombres.

Esto lo introducen en el frasco con tapa y que quede bien tapado, luego lo metemos al frezzer envuelto en un trapo blanco.

Beneficios:

    Esto protege a la familia de daños
    Protege a los niños
    Ayuda a restablecer buenos vínculos

Hechizo de protección diaria

Materiales:

    1 diente de ajo
    1 trozo mediano de papel aluminio
    Sal marina o sal gruesa
    1 hoja de laurel

Procedimiento:

Paso 1: Coloca el diente de ajo y la hoja de laurel sobre el aluminio.

Paso 2: Sobre el ajo echa la sal marina.

Paso 3: Envuelve todo de forma segura y sobre todo que nada se salga, de esta manera abras formado un pequeño paquete.

Paso 4: Con el paquete en tus manos y evocando toda tu energía en él, pedirás por tu protección diaria de todo mal que se te pueda aproximar.

Paso 5: Deberás llevar el paquete a todos lados y sobre todo hacer tus peticiones siempre antes de salir de tu hogar.

La pulsera de los 7 nudos rojos

Este amuleto sirve para combatir mal de ojo, envidias y mala vibra de otras personas. Siempre llevará 7 nudos. Se deben decir las siguientes palabras: por el nudo del uno mi hechizo ha comenzado, por el nudo de dos se hará realidad, por el nudo de tres por lo que será, por el nudo de cuatro este poder se almacena, por el nudo de cinco mi hechizo está vivo, por el nudo de seis mi futuro decidiré, por el nudo de siete los acontecimientos crecen.

Siempre en la mano izquierda. Siempre que nos la ponga una persona que nos ame de corazón (hijos(as), padres, abuelos (as), pareja).

No se quita nunca, ella en algún momento se reventará sola. Ya sea por el tiempo de tenerla o porque de algo nos protegió.

Cualquiera puede usarla niños, adultos, ancianos. Debe ser de un material que conecte con la naturaleza (lana es la mejor).

Amuletos con llaves para tu suerte

Significado esotérico de las llaves

Una llave vieja quizás sea tu amuleto para tener suerte en todo. ¿Sabías que las llaves son uno de los objetos favoritos del esoterismo? Con ellas puedes hacer amuletos y poner en marcha interesantes rituales. No tienes más que probar con alguno de estos que se recomiendan a continuación.

¿Qué simboliza una llave?

El reconocimiento de las llaves como amuleto data desde los tiempos de la Antigua Roma. En ese momento se asociaba al juicio, al diferenciar lo bueno de lo malo y al recuerdo. Se las suele también relacionar con la sabiduría, ya que simbolizan una puerta abierta a nuevos conocimientos, como también así a la madurez.

Tal como abren y cierran entradas en el día a día, son el amuleto ideal para atraer la suerte y las nuevas oportunidades, protegiéndote además de las fuerzas negativas.

Algunos alquimistas aconsejaban que las llaves se podían utilizar para mejorar enfermedades tales como reuma, ciática o artritis. Por otra parte, también se considera que transmiten buenas energías en momento de crisis o tensión. Hasta tal punto que algunos señalan que tan solo sosteniendo una llave cinco minutos en la mano derecha pasará su buena energía al cuerpo.

Por eso mismo, usarlas en amuletos puede llegar a ser un gran sinónimo de buen augurio. Las llaves de la suerte son las de hierro y oro, que son reconocidas como las más potentes para atraer la buena fortuna. Por contrario, tirar llaves viejas es considerado de mala fortuna.

Significado de una llave en un collar.

Cuando alguien cuelga llaves en el cuello significa, ni más ni menos, que está usando un amuleto, ya has visto lo que simboliza una llave en líneas generales. Y cuando una persona lleva la llave de los caminos en un collar, indica que quiere, que todas las puertas de su camino se le abran de par en par.

¿Y qué significa la llave de San Benito colgada en el cuello? Que esa persona quiere luchar contra el mal.

Qué significa soñar con llaves

Las llaves significan en los sueños tener el control, el acceso a algo. El soñar con perder llaves puede ir relacionado con la pérdida de control sobre algo, una relación, un trabajo, el miedo a perder status social o algo que sin dudas uno teme perder.

¿Qué significa encontrar una llave?

Una llave encontrada significa una llave de la suerte. Un camino que se abre, un amor que llega, un éxito económico que se está acercando. Una nueva posibilidad, en definitivas cuentas.

Por eso, justamente, las llaves que son recomendadas para utilizar como amuleto son las encontradas y cuando más antiguas sean, mejor funcionan y cuantas más llaves, mejor.

No solo se le reconocen efectos positivos al usar una sola llave. También se pueden colgar múltiples o usarlas como amuleto en diferentes partes del hogar. Cada cantidad tiene su significado y puedes agruparlas de diferentes maneras. Estas son las más tradicionales.

Una sola llave traerá sabiduría, buena suerte y prosperidad y es recomendable llevarla en el bolsillo derecho del pantalón.

Al usar tres unidas por un gancho de llaves, colgadas del cuello o cadera, te darán salud, riquezas y amor.

Colgando siete llaves en la entrada de tu casa atraerás buenas energías y te despejarás de las malas a quienes entren.

Además, procura juntar varias llaves para guardar en algún cajón para traer prosperidad a quienes residen ahí.

Hechizos con llaves

Ya sabes lo que es un símbolo de llave y lo que puede ayudarte en tu suerte si eres creyente del esoterismo y los amuletos.

Para atraer dinero

Vamos con la llave de la suerte. Si buscas atraer dinero, nada mejor que recurrir a unas llaves antiguas y a este amuleto que te vamos a recomendar a continuación.

Materiales:

    Dos llaves antiguas
    Un billete
    Alambre de cobre

Preparación:

Forma una cruz con las llaves, con el billete en medio, ata la cruz con el alambre de cobre, guárdala en tu mesita de luz.

Para evitar pesadillas

¿Eres una persona que es proclive a sufrir de pesadillas? Entonces es un excelente momento, para alejar esos malos pensamientos, con un amuleto protector que, claro está, se prepara con una llave.

Materiales:

    Una llave
    Albahaca

Preparación:

Pon una llave sobre un racimo de albahaca al lado de tu cama. Cambia la albahaca a medida que se va marchitando.

Para protegerte de las personas malas

Nada como una buena, llave para hacer un hechizo protector contra la gente tóxica y con mala energía. Si vives rodeado de personas con mala espina, sigue estos pasos y estará fuertes.

Materiales:

    Una llave
    Agua mineral
    Una vela blanca

Un pañuelo

Preparación:

Prende la vela sobre el pañuelo, vierte un poco de cera sobre la llave y apaga la vela con el agua mineral. Envuelve la llave en el pañuelo y guárdala en un cajón que no suelas abrir mucho.

Para encontrar el verdadero amor

Se usan llaves colgantes para atraer el amor, pero también se hacen hechizos como el que vas a conocer a continuación.

Materiales:

Harina
Agua
Una llave
Una vela roja (asegura el amor fiel)
Un vaso con agua

Preparación:

Enciende la vela roja. Haz una masa con harina y agua y recorta dos corazones, atraviésalos con la llave y pon todo en un vaso con agua; haz todo pensándote en pareja y feliz, haciendo cosas bonitas que te gustaría concretar. Deja el vaso con las llaves en tu balcón o patio, para que reciba la luz de la luna hasta la próxima luna nueva.

Ritual para saber si te han hecho algún trabajo

Muchas personas preguntan y siempre mandan sus fotos o están preguntando qué si por medio de cartas, que como pueden saber si les tienen hecho algún trabajo de brujería, bueno les daré unos pequeños tips:

Prueba 1

Para saber si estás embrujado O tienes algún mal puesto, un martes o un viernes a solas y con el cuerpo desnudo, te frotas con un huevo fresco de gallina, en todo el cuerpo de la cabeza a los pies incluyendo la planta de los pies, después vacías el contenido del huevo en un vaso con agua y esperas unos 7 a 10 minutos Luego observa la reacción de la Clara y la yema de huevo en el agua.

Si la yema se queda en el fondo del vaso, y la clara está normal y limpia, no tienes nada de magia negra o hechizos si la clara forma una cruz te han hecho un trabajo de brujería o de magia negra, y muy probablemente que ese trabajo está enterrado, si aparecen burbujas en el agua, entonces alguien te ha hecho algún trabajo negro, si en la yema aparece un ojo, hay gente que te envidia mucho, o estás siendo espiado, si aparece una mancha de sangre sobre todo en la yema, tienes hecho un trabajo de magia negra o brujería y es muy posible, que tengas problemas renales o del hígado, luego de checar el trabajo deberías de ir a un médico, ahora si el agua queda oscura tienes hecho un trabajo de brujería, con el fin de que todo te salga mal, parezcas enfermedades, infidelidades y problemas económicos, las formas alargadas en la yema se refieren a hombres y las formas ovaladas mujeres.

Prueba 2

Materiales:

    2 frascos de cristal con tapa
    2 fotografías de preferencia tamaño carnet
    Agua bendita o agua florida
    Sal normal

Preparación:

Se llena uno de los frascos de cristal con agua bendita o agua florida, el otro con agua corriente de la llave y una pizca de sal, puedes marcarlos para diferenciarlos, mete una foto en cada frasco, y cierra bien, debes dejarlos durante 10 días en un lugar seco fresco y oscuro, el caso es que no les dé la luz del día, después del tiempo sácalas y notas si hay alguna diferencia entre ellas, si no hay cambio alguno, no hay peligro puedes estar tranquilo, ya que no hay mal ni hechizo de por medio, pero si la imagen de la foto que estaba en el agua bendita se ha borrado o desvanecido mucho más que la otra, alguien te ha causado algún mal,

Prueba 3

Coloca un plato con sal marina o gruesa y colócalo debajo de tu cama a la altura de tu cabeza, déjalo dos o tres días, si la sal oscurece o se torna parda marrón o verdosa tienes un hechizo o embrujo.

Prueba 4

Moja un dedo de tu mano en aceite de oliva, y deja caer 3 gotas en un vaso de agua, despacio si se dispersa el aceite es posible que estés embrujado.

Prueba 5

Para saber si te han embrujado tomo un vaso con agua, y déjalo en la ventana en la noche con la pregunta como quieras formularla, escrita en un papel debajo del vaso y si a la mañana siguiente tiene burbujas es que si hay un trabajo hecho.

Amuleto para encontrar el amor

Es un saquito de tela roja que debemos llevar siempre encima, especialmente cuando sepamos que vamos a ver a esa persona especial.

Materiales:

>Tela roja
>Un trozo de lana roja
>Una ramita de canela
>Dos granos de café
>Tijeras

Procedimiento:

Cierra los ojos, respira profundo, y céntrate en el poder que emana de tu corazón. El amor puro es una de las energías más poderosas que existen, y comienzan cuando te amas y respetas a ti mismo. Para este proceso, solo eso eliminará las malas energías que te envuelvan.

Corta la tela roja en forma de cuadrado pequeño. Esta servirá para hacer el saquito, así que calcula el tamaño según la ramita de canela. Coloca la tela en la mesa, y pon la rama de canela en el centro. Pon un grano de café a cada lado de la rama de canela, como si un muro las separara. Recita las siguientes palabras mientras pasas el grano de la izquierda junto al de la derecha: "oh, alma gemela, este muro yo derribo. Iré donde tú te encuentras, mi corazón no es esquivo".

Une las esquinas de la tela para formar el saquito. Con el lazo rojo, da dos vueltas alrededor de la abertura, un nudo y un lazo.

Como ya dije, es un proceso bastante sencillo. Lleva siempre este amuleto contigo cuando salgas de casa, sobre todo cuando veas a la persona a la que quieras atraer. Si tienes algún tipo de alergia o se marca en la ropa, puedes llevarlo en la cartera.

Las velas y los colores

Vela Blanca: para todo hechizo, meditación y limpieza, protección y salud

Vela Roja: amor apasionado, energía sexual, atracción física

Vela Violeta: poderes psíquicos, desarrollo espiritual, expansión de la conciencia

Vela verde: incremento económico, buena suerte, fertilidad

Vela azul: espiritualidad, creatividad, armonía

Vela Celeste: paz, calma, meditaciones, unión familiar

Vela negra: desterrar maldiciones, remover energías negativas

Vela rosa: amor romántico, amistad, aliviar depresión

Vela Amarilla: potenciar el intelecto, claridad mental, conocimiento

Vela naranja: atracción del éxito, curación emocional

Vela marro: estabilidad y seguridad, protección de mascota, concentración

Vela dorada: éxito y abundancia, curación personal, pensamientos positivos

Como interpretar la llama de las velas

Las velas tienen su propio lenguaje al arder, vamos a adentrarnos en que significa según su llama:

Vela que cuesta encender: espacio espiritual cargado de mala energía.

Vela que se mueve: indica que nuestro pedido tendrá algunos cambios

Llama alta: buenas energías y vibraciones existen fuerzas que nos ayuda

Llama azul: Indica la presencia de ángeles o hadas que nos están ayudando en nuestra petición o ritual.

Llama que en su punta brilla: tendrás éxito en tu petición.

Llama se apaga, sin que haya corrientes de aire: debes volver a iniciar el ritual.

Llama que sube y baja: piensas demasiadas cosas a la vez, tu petición necesita ser más clara.

Llama corta: falta de energía.

Llama roja: soluciones inmediatas.

Elevación de la llama: buen augurio en su vida.

Llama con inclinación hacia la derecha: buenas noticias.

Llama con inclinación a la izquierda: deberemos ser menos impulsivos en las decisiones de nuestra vida diaria.

Llama produce chispas o humos: nos indican humedad o que habrá un clima húmedo.

Llama que cae y se eleva repetidamente: nos habla de peligros.

Llama que se mueve en forma de espiral: anuncia que tengamos cuidado con ciertas personas de nuestro entorno porque nos quieren traicionar.

Llama que chisporrotea: Sufriremos desilusiones.

Debemos tener en cuenta que cuando encendemos una vela, también debemos poner esfuerzo de nuestra parte. No podemos dejar que la vela haga todo el trabajo. Debemos tener fe y paciencia.

Significado de los restos de las velas

Este arte se llama lictomancia, que es la capacidad de poder leer correctamente los restos de las velas.

Para poder leer los restos de las velas derretidas es necesario que te relajes y trates de dejar la mente en blanco.

Para que puedas interpretar el significado de las velas al consumirse, acá te dejo una lista para que te puedas guiar y entender mejor el mensaje.

Forma circular: no es momento de iniciar ningún proyecto nuevo, ya que puede que no se concrete.

Forma rectangular: significa éxito en todos los ámbitos, salud, trabajo y dinero.

Formas cuadradas: significan que el camino puede que sea largo, pero que al final las cosas saldrán bien.

Triángulo: obstáculos en el camino.

Forma de abanico: nuevas posibilidades, sorpresas.

Forma lunar: problemas en la salud

Forma de abeja: simboliza la suerte.

Forma de anillo: Beneficios económicos, si la vela tiene forma de alianza, anuncia casamientos o compromisos.

Agujas: simbolizan conflictos, problemas.

Caballo: indica viajes cortos, negocios favorables o trabajo agradable.

Árbol: simboliza lo sagrado, significa una ayuda divina.

Dragón: anuncia operaciones muy desfavorables, espera un par de meses y vuelve a intentarlo.

Tijeras: separación.

Buitres: simbolizan traiciones.

Cadenas rotas: simbolizan rupturas. Posibles separaciones matrimoniales.

Cadenas unidas: futuro brillante.

Cigüeñas: anuncian nacimientos.

Estrella: felicidad.

Sol: buena fortuna.

Uvas: encuentros fogosos.

Rueda: anuncia viajes.

Reloj: es tiempo de tomar decisiones.

Puente: momento para arriesgar.

Vela: simboliza el crecimiento espiritual

Aves: anuncian ilusiones que se concretan.

Avión: un viaje o una decepción.

Serpiente: cuidado amenaza oculta.

Tela de araña: sucesos agradables.

Semillas: los planes se llevan a cabo lentamente y con mucho trabajo. La perseverancia es la fórmula del progreso.

Casa: cambio de domicilio

Cama: te harían bien unas vacaciones.

Montañas: llegada de dinero.

Césped: crece la buena fortuna.

Paloma: visitas inesperadas.

Rosa: cambios positivos.

Cruz: estás protegida.

Uvas: encuentros apasionantes.

Escoba: hora de incorporar cambios.

Ancla: su amado es fiel.

Gallo: indica una traición inminente, si tiene que viajar posponga el viaje.

Arco y flecha: con inteligencia puede pelear por lo que desea.

Números: cada vez que se ve un número se debe interpretar en un sentido temporal. Rara vez sabemos exactamente si indica días, meses o años.

Barco: simbolizan herencias.

Baúl: debemos tener mucha discreción con nuestros planes.

Fantasma: te busca alguien de tu pasado.

León: situación desagradable.

Pluma de aves: un problema se resolverá.

Pluma de escribir: carta de algún familiar o amigo.

Como Limpiar las velas

Materiales:

    Aceite de Geranio
    Copa de agua
    Copa de sal
    Incienso

Una vela

Preparación:

Para esto lo primero que vamos a hacer es tomar las velas que vallamos a utilizar para algún ritual. Y ungirlas con el aceite de geranio de manera uniforme empezando de abajo hacia arriba. Luego de esto

Tomamos los cuatro elementos posicionándolos en su punto cardinal correcto, partiendo de eso, encendemos la vela y el incienso, pasamos las velas por cada elemento diciendo: yo consagro limpio y purifico estas velas. Empezando por el elemento aire (incienso), luego el fuego (vela), agua (copa de agua) y por último, tierra (copa de sal).

Con esto ya hemos limpiado nuestras velas, para usarlas correctamente en cualquier ritual.

Vela de miel día 11 y 22 de cada mes

Encender una vela de miel el día 11 y el 22 de cada mes, se dice que ayuda a abrir caminos y que además, atrae al hogar BENDICIONES Y RIQUEZAS. El esoterismo considera a la miel como símbolo del Yo Superior, que ayuda a lograr los objetivos tanto de riqueza como de salud y de prosperidad, recordando también su influencia en temas relacionados con el sexo, el amor, la fertilidad y la felicidad.

Los días 11 de cada mes, (también el 22) está presente una energía muy especial, por lo tanto, es ideal, en esta fecha, encender una vela de miel y curiosamente, se aconseja no pedir nada, puesto que la vela encendida, en este día de tanta fuerza, ya "sabe" lo que es prioritario y necesario para quien realiza el ritual.

La energía en esta ocasión potenciará y protegerá, los aspectos más positivos de nuestra vida tales como: familia, salud, dinero, trabajo, paciencia, alegría, serenidad, felicidad y muchas cosas más.

Las velas de miel son utilizadas como refuerzo de otros rituales debido a que su energía es muy poderosa y siempre que queramos una ayuda extra durante la realización de un ritual, podemos poner además una vela de miel para potenciarlo. Puedes encender una sola o en grupos de tres.

Notas Importantes:

1.- Las velas de miel se deben encender con cerillos de madera.

2.- Una vez encendida la vela se debe dejar consumir hasta que se termine completamente.

3.- Debemos encenderla en un lugar seguro, libre de corrientes de aire y lejos del alcance de los niños y de animalitos.

Sahumerios

Comparto con ustedes algunos elementos que podemos usar como sahumerio:

Ajenjo: para limpieza. Limpia el astral.

Ajo: es de la diosa Hécate. Es un limpiador de energías. Para preservarse de maleficios.

Albahaca: contra energías negativas, para limpieza, corte de trabajos de magia negra. Para dar energía a la persona.

Artemisa: para limpieza espiritual. Para invocar ángeles o divinidades. Para combatir a los demonios o entidades del bajo astral.

Azúcar: para endulzar el lugar y atraer energías positivas.

Bayas de enebro: para limpiar el cuerpo astral y el astral de la casa. Activa los chakras. Elimina energías densas. También se puede quemar la corteza del árbol para purificar el ambiente.

Benjuí: para limpiar el astral. Para eliminar larvas sexuales. Para invocaciones espirituales.

Canela: para la alegría. Los gitanos la usan para cortar envidias, celos, malas energías. Trae prosperidad y buena onda.

Clavo de olor: para activar la energía. Es limpiador también.

Ciprés: se puede usar la corteza para quemar cuando ha fallecido alguien en la casa y para que alcance la paz.

Estoraque: para trabajar las vidas pasadas. Para invocar seres de luz.

Incienso: para invocar seres espirituales. Eleva las vibraciones. En realidad no debería quemarse sino suavemente derretirlo para que salga un exquisito aroma. Es una mezcla interesante: 7 partes de incienso; 3 de Estoraque; 3 de Benjuí; 2 de Bayas de enebro. Se pulveriza y se tamiza. Se usa para evocaciones teúrgicas.

Laurel: aleja energías negativas. Limpia el cuerpo mental y prepara para tener visiones. Ideal para baños de descarga.

Lavanda: para estimular el cuerpo vital. Limpia y purifica el aura y los ambientes.

Mirra: para limpiar y elevar las vibraciones. Se usa tanto en la magia blanca como en la negra. Para Alta magia: Mirra 150 g; Estoraque 100 g; Benjuí 100 g; Incienso 100 g; Cascarilla 50 g. Se pone en un recipiente con alcohol y se quema todo.

Palo Santo: para limpiar el aura y los ambientes. Para realizar invocaciones.

Ruda: para limpieza espiritual, retirar entidades. Limpia el cuerpo mental. Quema larvas. Para limpieza del hogar.

Pino: para trabajar sobre el cuerpo mental. También se pueden quemar las cortezas para purificar el ambiente.

Romero: para limpiar de energías negativas. Contra la magia negra. Con tres ramas de romero se limpia el cuerpo pasándolo al ras y golpeando las articulaciones.

Salvia: para exorcismos. Para limpiar el cuerpo vital. Aleja entidades.

Tabaco: para búsqueda de visión, limpieza energética, conexión con mundos espirituales. Para invocaciones.

Incienso, Sahumerio Medicinal

El incienso es también conocido en la cultura maya como pom (Protium copal), la cual es un tipo de árbol que crece en bosques húmedos y subtropicales. Esta es quemada en las ceremonias mayas en los diferentes tipos de rituales que se hacen.

El incienso de copal era considerado por los antiguos mexicanos como un dios de grandes poderes llamado Iztacteteo (dioses blancos) por sus humos producidos.

Utilizado también para limpiar casas, negocios, templos y personas, el uso de inciensos de copal puede ser de gran utilidad para la armonización y protección de personas y lugares específicos.

El uso continuo de estos materiales favorece la concentración y meditación además de elevar nuestras vibraciones.

El uso de sahumerios con motivos medicinales ha sido un secreto místico a través de la historia chamánica, empleando los beneficios que aportan diversas plantas y resinas (copal, romero, salvia blanca, pino, lavanda, palo santo, etc.).

Los sahumerios ahuyentan las cargas negativas y la mala vibras; al usar los sahumerios primero hay que limpiar el lugar y después utilizar la resina o el aroma adecuado para la ocasión, es aconsejable el uso de los sahumerios combinados con velas para potenciar los efectos energéticos y realizar los rituales de purificación.

Las principales hierbas y sus beneficios

Se pueden combinar diferentes tipos: plantas, resinas e inciensos para obtener múltiples y variados beneficios.

Copal: óptima para limpiezas profundas.

Salvia: purifica el entorno

Romero y ruda: protegen de las energías negativas.

Lavanda y eucalipto: alivian emociones y dan claridad mental y paz.

Palo santo: ayuda a ampliar la visión.

Azúcar: endulza el hogar y armoniza si hubo conflictos o mucha angustia en la casa.

Canela: ofrece calma y protección.

Tabaco: limpia el cuerpo físico de las energías negativas y lo protege.

Mirra: eleva la vibración del espacio o de lo que toca.

Incienso: desintoxica energéticamente; ideal para bendecir altares, rituales y objetos.

¡También se pueden hacer combinaciones! ¡Para una limpieza energética!

Limpieza con Plumas

Los antiguos chamanes, en sus viajes espirituales por los mundos de conocimiento, encontraron en los animales y las plantas, sus compañeros más íntimos y los mejores ayudantes en la sanación, purificación y logros del Conocimiento.

Entre los animales, las aves se destacan por muchas de sus cualidades, y el uso de sus plumas es utilizado desde la antigüedad hasta nuestros días, para la limpieza profunda del campo de energía en cada persona.

El poder de las Plumas de Pavo Real, se caracteriza primeramente por remover espiritualmente toda contaminación energética en el aura, luego de lo cual quita infinidad de negatividades, que bloquean al Ser impidiendo su desarrollo y crecimiento interior.

Excede a nuestra comprensión, la profundidad de este Ritual, pues la lista de cosas negativas que este proceso expulsa, supera nuestra capacidad de comprensión. Es interminable la lista de beneficios que se podrían enumerar sobre el Ritual de Limpieza con Plumas.

Abanicos de Plumas

Los abanicos de plumas son usados por los chamanes para limpiar el aura de una persona.

Las plumas tienen la habilidad de entrar en su campo energético y limpiarlo de energías negativas que se han quedado pegadas en él. Los abanicos son objetos rituales con los que conectamos con el espíritu del animal, así, un abanico hecho de plumas de aves carnívoras es mucho más potente y fuerte a la hora de limpiar energías negativas que uno hecho con plumas de aves que comen vegetales y grano, estos últimos son abanicos más suaves, con una energía más calmante aunque también eficaces. En algunos lugares dicen que las plumas de las aves carnívoras son plumas de energía más masculina y las plumas de las que comen grano son más femeninas independientemente de si el ave es macho o hembra.

Hay chamanes que pueden ver esas energías como condensaciones oscuras pegadas alrededor nuestro u otras formas. Una forma muy sencilla de limpiar el aura es utilizar el abanico de plumas como si estuviésemos barriendo nuestro cuerpo, siempre desde la cabeza hacia los pies (no hace falta que las plumas toquen el cuerpo) y seguidamente se quema Salvia en un cuenco, con la ayuda de las plumas se dirige el humo hacia el cuerpo desde los pies a la cabeza, en cuatro líneas para así no dejar ninguna parte del cuerpo sin limpiar, delante, detrás y a cada lado, seguidamente se coge el cuenco y se rodea al cuerpo en sentido contrario a las agujas del reloj y se pide que cualquier energía negativa o bloqueo se vaya hacia la Madre Tierra para que ella lo transforme en su luz. Hecho esto se realiza la misma operación, pero ahora en el sentido de las agujas del reloj, pidiendo a los guías espirituales y Ángeles que nos protejan y ayuden en nuestro camino. Para finalizar nos relajamos con el cuenco entre las manos y nos dejamos guiar, a veces las manos se dirigen hacia el cuerpo o hacen símbolos de protección alrededor nuestro. No importa si no entendemos, simplemente nos dejamos guiar y damos gracias.

Dar Aliento a Las Plumas Chamánicas

El aliento y el aire son muy importantes en lo relativo a las aves y las plumas, pero el aliento es esencial para activar la energía de las plumas, tanto para sintonizar con ellas como para que estén preparadas para utilizarlas en sanación.

Es conveniente que les des aliento a las plumas durante el tiempo que necesites para familiarizarte con ellas, ya hablamos en una entrada anterior de como acicalarlas, cepillarlas y manejarlas, pero debes darles aliento antes de utilizarlas en la meditación, sanación, cambios de forma, elaboración de fetiches o cualquier otro uso que les vayas a dar, puesto que tu aliento es el principal activador que desencadena la vida y la energía de la pluma y despierta sus fuerzas arquetípicas.

Lo primero es tomar tu pluma, acicalarla, cepillarla y tomar contacto con ella y con el ave de la cual procede, para que seas consciente del tipo de energía que te va a proporcionar, teniendo en cuenta que lo más importante son las cualidades del ave que deseas que se activen en ella.

Busca un momento apropiado para dar aliento a tu pluma, tratando de que no te vayan a molestar en este espacio de tiempo, y prepara un ambiente agradable en el lugar que hayas destinado para ello, puedes prender incienso y poner música con sonidos ambientales de la Naturaleza o incluso con cantos de aves, en suma un ambiente relajante que te ayude a profundizar.

Pon la pluma o plumas delante de ti, o bien en tu regazo. Concéntrate y presta atención a tu respiración, haciéndolo de manera lenta y rítmica. Cuenta hasta cuatro mientras inspiras, aguanta la respiración mientras cuentas de nuevo del uno al cuatro y luego espira, contando también hasta cuatro. Relájate cada vez más concentrado en tu respiración. Trae a tu mente la imagen del pájaro y busca en tu memoria su vuelo, sus características, sus cualidades, siente el aire y recuerda que también está unido a las actividades mentales. Ahora visualiza a tu ave volando en libertad dentro de tu mente y mientras tanto observa como irradia las cualidades que tú has asociado con ella.

Después toma la pluma (si tienes más de una debes volver a este punto con cada una de ellas, solo se da aliento a una pluma cada vez). Sostenla por el cálamo con ambas manos a unos cuatro centímetros de distancia de tus labios. Mantén los ojos cerrados e imagina su movimiento durante el vuelo, y mientras tanto, deja que tu respiración siga el mismo ritmo. Cuando las alas bajan, tu inspiras y cuando suben, tu espiras. Al principio te resultará extraño, pero recuerda que las aves respiran al revés que los humanos.

Cada vez que exhales el aire, hazlo sobre la pluma e imagina que de este modo estás honrando el poder del vuelo, al tiempo que unificas tu aliento de vida con el aliento de vida de tu ave totémica. Sigue respirando así durante un minuto o dos, e imagina que estás alentando una nueva vida en la pluma y en las fuerzas arquetípicas que hay en ella.

Llegado a este pinto deberás sentir una ligera vibración en el tono de la pluma. Puede ser un hormigueo, una sensación de presión creciente, una sensación cálida o algo parecido. Esa sensación deberás sentirla en ambas manos, dado que la energía de la pluma viene a la vida y afecta al aire que la rodea. Sin soltar la pluma, intenta imaginar, que la energía que la envuelve asciende por tus brazos y se introduce en tu cuerpo. Puedes sentirla, verla, percibirla o simplemente imaginarla. En tanto en cuanto mantengas la concentración, así será, pero no olvides que la energía sigue al pensamiento y que las aves rigen la esfera del pensamiento.

Tómate unos instantes para ver como la energía del pájaro se despierta en tu interior, con todas sus capacidades, e imagínate haciendo uso de tales capacidades durante la semana entrante. Tómate tiempo para repetir este ejercicio cuantas veces utilices la pluma o plumas, pues es el modo de despertarlas y darles poder. Las energías que envuelven a las plumas se incrementarán cada vez que lo hagas, pues este ejercicio tiene un efecto acumulativo que no solo te permitirá volar más alto o profundizar más en ti mismo, sino también manifestar con más facilidad la energía del ave en tu vida. Conserva en tu mente las cualidades del pájaro, sabiendo que, con cada respiración sintonizas mejor con él. Cuanto más concentrados sean tus pensamientos mientras respiras, más potente se hará la energía de la pluma, hasta que consigas desarrollar un vínculo dinámico con las fuerzas divinas que la pluma refleja en la Naturaleza.

Sahumar con cáscara de cebolla

La cebolla tiene muchas propiedades tanto para la salud, belleza y también es muy útil en magia. Es recomendable el último día de cada mes quemar en un caldero o quemador que tengamos cáscara de cebolla y SAHUMAR por toda la casa. Este sahúmo limpiará toda la energía no deseada (negativa) que se haya acumulado en el hogar o negocio. Cuando se va sahumando con la cáscara de cebolla se decreta lo siguiente:

"que todo lo malo que se haya acumulado, se vaya de esta casa para no volver".

Limpiezas ancestrales, poderosas y efectivas

Quema:

Salvia blanca: para transmutar la energía de los espacios.

Enebro: para energizar el cuerpo y la mente.

Artemisa: para tener sueños lucidos.

Cedro: para bendecir las casas o espacios nuevos.

Romero o lavanda: para alejar todo virus, bacteria o enfermedad del ambiente.

Palo Santo o Canela: para darte calma y tranquilidad.

Menta: para calmar tus pensamientos.

Laurel: para atraer la abundancia y prosperidad económica.

Ruda o pino: para alejar la mala energía.

Cáscara de ajo: para ahuyentar toda mala vibración y envidias.

Palma duce: para armonizar y traer dulzura.

Tabaco: para purificarte.

Copal: para purificar y proteger.

Si quieres purificar tu hogar, ve caminando por los diferentes espacios con el manojo asegurándote de distribuir bien el humo en cada habitación y mentalmente repitiendo la intención que le das al humo purificador de la hierba.

Eres tu propia medicina, prende tu sahumador, limpia y purifica tu espacio, tu aura y fluye con amor.

Los olores nos avisan o advierten

- Sentir olor a podrido, sin que haya cosas podridas a nuestro alrededor, representa la presencia de entidades oscuras conocidas como descarnados o muertos, enviados o que se nos pegaron, es síntoma de trabajo negro.
- Sentir olor a excremento eso representa la presencia de demonios a lado nuestro o magia negra en el lugar.
- Sentir olor a flores presencia de muertos o descarnados cerca pueden ser enviados o parientes.
- Sentir olor a ajos quiere decir que nos están haciendo trabajo con alguna persona.
- Sentir olor a orina sin que haya nada sucio a nuestra alrededor, eso representa que nos están haciendo un congelamiento para que nos vaya mal o un cierre de caminos.
- Sentir olor a cera quemada o a quemado, significa que nos están haciendo un trabajo a través de velaciones.
- Sentir olor a perfumes de hombre o de mujer, eso significa que nos están haciendo trabajos de amarres.
- Sentir olor a sahumerio o incienso representa que nos están trabajando o que alguien va a morir.

- Sentir olor a remedios sin que tengamos alguno o a vendajes o sudor sin que estemos sudando, representa pronta enfermedad.
- Sentir olor a pan sin que hayamos horneado pan representa muchos gastos.
- Sentir olor a comida representa gastos inesperados.
- Sentir olor a tierra eso representa que nos están trabajando para que nos enfermemos.
- Sentir olor a agua de azahar representa protección.
- Sentir olor a rosas eso representa la presencia de un ser benévolo, (Santo, Ángel o Deidad)
- Olor a aromas dulces: como vainilla, naranjas dulces sin que haya cosas cercas o a caramelos, representa la presencia de seres de luz cerca.
- Olor a tabaco o a cigarro si no tenemos familiares fallecidos que les gustaban fumar, entonces representa trabajos de santería.
- Olor a alcohol significa depuración de los males y que hay seres que están ayudando a depurar.
- Olor a vino sin tener esta bebida cerca de uno representa la presencia de seres sagrados (Dios, Santos, Etc.).

Nota: con esto no se trata de sugestionar a las personas, esto se trata de que significan los olores de forma espiritual y no de forma tradicional y es cuando, a nuestro alrededor no haya nada que se relacione o puede despedir estos olores.

Enfermedades de las casas

Limpia tu hogar

Dice la abuela que las casas están vivas, tienen un espíritu; si el espíritu sufre, las casas sufren y por ende, quienes allí habiten, sentirán el mal, que puede manifestarse como pobreza, los problemas, el desamor, las pérdidas y las malas energías.

Las discusiones son la maldad, una pelea atraerá el mal, la casa llora llenándose de humedad y las cosas se irán a complicar.

Según la abuela, cuando se presentan situaciones críticas, la casa se infesta de energías negativas, las cuales actúan sobre sus moradores.

Es prudente mantener el diálogo, evitando los enfrentamientos.

Recuerde las señales que anuncian los momentos de caos.
- Si hay humedad, la casa está llorando; se presentará escasez y enfermedad, continuamente en sus moradores. La casa se debe reparar.
- Si la madera cruje durante el día, simboliza una discusión o enfrentamiento familiar con grandes problemas.
- Si los vidrios se rompen por el viento: llegarán avisos de abundancia y buenas energías; grandes cambios para quienes allí habitan, luego de momentos de dificultad.
- Si las paredes se agrietan, una enfermedad sacudirá al dueño de la casa; posible accidente.

- Si las cerraduras se dañan inesperadamente o se parten las llaves, los cambios inesperados llegarán a su vida; la familia crecerá, embarazos a corto plazo. Una persona desconocida le brindará ayuda.
- Si las plantas se marchitan y se amarilla las hojas, tenga cuidado: alguien desea hacerle daño mediante la magia. Coloque las tijeras como protección.
- Si en una casa desea que llegue la abundancia y el bienestar para todos, ponga en luna creciente, flores amarillas en los rincones, preferiblemente diente de león.
- Si quiere que no haya discusiones, deje entre las puertas, astillas de canela, los días lunes en las horas de la noche.
- Si desea que el amor se mantenga, tueste café y riéguelo en las esquinas de la sala. Coloque un espejo grande a la entrada de su casa, de tal manera que quien llegue de visita, en el momento de abrir la puerta, lo primero que vea sea su propio reflejo.
- Una planta de sábila colgada a la izquierda de la entrada de la casa, es la protección del hogar. De igual manera, sirve para curar muchas enfermedades de la piel, pulmones, heridas, para restaurar el cabello. La planta de sábila, recibe las malas influencias, deshojándose y sangrando.
- Decore su hogar con colores vivos; Las paredes blancas traen dolor. Las verdes, ilusión. Las rosadas, estímulo. Las azules hacen realidad la ilusión.
- No tenga loza, ropa, camas, paredes o cosas que estén deterioradas, así como tampoco conserve en su hogar elementos de ruina, repuestos viejos, chatarra, etc. Esto lo

único que hace es atraer, por la ley de atracción de lo semejante, más ruina.
- Si conserva restos humanos en su hogar: ¡CUIDADO! Las casas son lugar de vivos, no de muertos. La ropa y demás objetos de las personas fallecidas, no deben estar en el hogar.
- Dice la abuela, que se debe evitar llorar. Si la casa recibe dolor, dolor dará; si hay alegría, abundancia llegará.

Despréndete de lo que no usas

Sahúma con flores tu casa, purifica tu espacio sagrado. Con cariño.

"Protege la puerta de tu casa"

Un círculo de tiza en la puerta impide el paso a los fantasmas; el ajo o eneldo, colgados sobre la puerta principal, impide la entrada a los envidiosos.

Una bolsa con sal o campanas colgadas del pomo harán volar a los demonios.

Otros hechizos para proteger la casa de la entrada del mal incluyen: colocar dos agujas cruzadas debajo del tapete de la puerta, pintar la casa de azul (color sagrado), esparcir semillas de mostaza o polvo de sangre de dragón y clavar tres clavos en forma de triángulo, con un clavo hacia arriba, en la parte exterior de la puerta principal.

Hierbas específicas se cultivarán para aumentar la protección del hogar. Helechos, lirios, caléndula y enebro se plantarán allí en macetas.

Un calcetín viejo lleno de sal, salvia y otras hierbas protectoras, se quemarán debajo de la entrada frontal para ahuyentar a los fantasmas de la casa. Una casa con piedras agujereadas o un cuchillo debajo del tapete son protectores muy potentes.

Cinco monedas brillantes colocadas bajo el tapete traerán dinero y al hogar, y quemar allí un poco de comida, asegurará que nunca se pase hambre.

Si usted desea ver un fantasma, la entrada de la casa es el lugar ideal; de acuerdo con la tradición, al anochecer o a media noche, permanezca frente a la puerta en la oscuridad, mirando hacia el interior de la habitación. Con la puerta entornada, apoye las mejillas contra ella y mire por el borde. Si persiste, puede ver espíritus y formas extrañas, ¿Por qué? Porque la puerta es una entrada a otros mundos.

Si quiere verse libre de fantasmas, estos pueden ser liberados golpeando una puerta varias veces seguidas. Los fantasmas serán atrapados entre la puerta y el marco y pronto se cansarán de la tortura y se marcharán. Si a usted le gustan los fantasmas, ¡no golpee las puertas!

Si nunca cierra las puertas, tal vez le convenga empezar a hacerlo. La leyenda dice que aquel o aquella que nunca cierra una puerta, nunca poseerá una casa. Esto está probablemente relacionado con la idea de que las puertas de la casa, si se dejan abiertas, dejan "escapar la energía".

¿Por qué muchos animales aparecen en su casa?

Arañas: aparecen porque su hogar necesita organización o porque le cobran de más en el trabajo.

Cucarachas: cuando permite la invasión de personas que no deberían estar en su hogar. Pon límites a las personas para que no invadan tu espacio.

Moscas: no tienes privacidad familiar. La gente está invadiendo tu vida. Dale límites.

Hormigas: dedícate más a tu hogar. Ten más amor en tu rincón. Tu hogar está triste, con tu corazón en casa. También es un signo de conocimiento familiar.

Lagartijas: alguien del cielo te quiere mucho. El protegido con energías positivas y divinas. Proteja su hogar de intrusos y robos. Controla como plagas en tu hogar y tu alma.

Murciélagos: son los mensajeros de los espíritus enojados. Sal del mal. No lastimes a nadie ni lo hagas muy mal. También puede ser una señal de que las fuerzas están trabajando para derribarlo.

Garrapatas: muchos pensamientos identificados. Alguien en su casa está en un estado de nervios. Ira y odio moderados.

Mosquitos: cuando te sientes aspirado, las energías se agotan.

Piojos: desarmonía matrimonial. Ira de padres y jefes. Resistencia en la recepción y envío de pedidos.

Pulgas: desacuerdo familiar. Desarmonía, peleas.

Ratas: armonizar espiritualmente. Si está dañando a las personas, contagiando o enviando plagas a otros, su casa tendrá ratas.

Polillas: alguien está alimentando tu energía o estás estimulando sentimientos, victimizándote por algo.

Abejas: la abeja siempre significa un conflicto final, alegría presente y debes perdonar a alguien. Si te pica una abeja es porque tienes mucho odio en tu corazón, detén el conflicto, perdona como desacuerdo.

Mariposas: significa liberación de los ciclos, un símbolo de transformación. Es hora de que te liberes, te transformes mental, psicológica y espiritualmente. La mariposa también siempre significa una presencia Divina a nuestro alrededor.

Tlaconetes: representa lentitud, paciencia, perseverancia y puro sentimiento. Ten paciencia en tu vida, no quieres todo en ese momento y tiempo, un tiempo para ti.

Objetos que no debes conservar en casa

1. Jamás coloques espejos en tu habitación, frente a tu cama, ya que jalan energía vital, envejeces más rápido, atrae la infidelidad y puede funcionar como portal para entidades indeseables. Tampoco guardes espejos quebrados.

2. Espadas cruzadas desenfundadas, ya que atraen discusiones y problemas económicos. Tampoco regales cuchillos a los recién casados ni metas cuchillos al fuego mientras cocinas y que esto te asegura problemas matrimoniales

3. Barcos, porque generan que las personas queridas se vayan lejos y provocan corta vida. Atrae retiros y desunión en la familia

4. Cuadros y pinturas de pobreza o de sufrimiento, como gente muy humilde vendiendo o mendigando, ya que atraerás pobreza y tiempos difíciles o de tremenda lucha tampoco gente llorando o con sufrimiento porque atraerá llantos y sufrimientos al hogar

5. Ropa vieja, ya que estanca la economía y no deja espacio para lo nuevo.

6. Pinturas o cuadros de personas solas, ya que atraen la eterna soltería o la infidelidad. Ni cuadros de casas rústicas o viejas, ya que atraerá lo mismo para la nuestra.

7. Objetos quebrados o trozados, ya que representan quiebra económica como jarrones vasos platos que pegaste o remendaste jamás porque es como querer unir lo fracturado.

8. Acumular papelitos, ya que atraen basura energética. Ya sea en muebles de la casa ni en tu bolso o cartera

9. Zapatos viejos, ya que tienen la carga energética acumulada y traída desde la calle, tanto buena como mala además ellos son testigos de tu andar si tienes zapatos que usaste en épocas difíciles tíralos y dale entrada asolo a los que te acompañan en los buenos tiempos.

10. Objetos y regalos de parejas anteriores, ya que no te permitirán cerrar el ciclo amoroso y entorpecerán que seas feliz con alguien más. En cuanto a los regalos ten cuidado de quien recibes regalos, ya que en ellos concentran los daños negros y los malos deseos para tu hogar.

11. Cenizas de desencarnados, ya que es como "retener" el espíritu de alguien que debe ser libre. Ni objetos de la gente que ya no está, ya que contienen sus energías y volverán por sus pertenencias ya sean ellos u otros seres desencarnados que reciben el magnetismo de que en esa casa son recibidos.

12. Objetos que representan la muerte, naturaleza muerta, animales disecados o similar, tampoco objetos que hayas encontrado en un panteón o cementerio, ya que te llevarás también la energía del lugar a tu casa y porque también pudo usarse para rituales de magia oscura o puede ser que pertenezcan a un ser del mismo panteón que te los reclame después.

13. Caracolas marinas o conchitas de mar sin pedir permiso a los elementales que rigen el agua, ya que en agua en sí significa ver como corre entre los dedos nuestra económica y nuestra felicidad bien dicen que agua que no has de beber déjala correr.

14. Cactus dentro de la casa, ya que provocan pugnas familiares, sin embargo, fuera de la casa, protegen contra enemigos.

15. Goteras en los grifos, ya que cada gota que cae representan una moneda desperdiciada o una deuda que hay que saldar.

16. Plantas artificiales, ya que provocan falsedad, vidas fingidas e ilusorias.

17. Botes, frascos, botellas vacías, ya que representan la escasez y la carencia.

18. Antigüedades, o cosas usadas de basares, ya que traen la carga energética de sus dueños anteriores. Si realmente deseas tener una antigüedad en tu hogar, al menos límpiala

previamente antes de que entre a tu casa con un ritual de despojo.

19. Coches usados que hayan tenido accidentes, a menos que lo limpies y bendigas. Sobre todo, coches donde haya muerto gente en accidentes trágicos, pero que atraerán lo mismo para la persona que lo posee.

20. Ropa usada por otras personas. Siempre será mejor comprar ropa nueva, aunque estemos pasando por un momento de escasez, porque sería tomar la vida de esa persona y por tanto su suerte también.

2. Jamás pongas habitaciones ni arriba de la cocina y a la izquierda de la misma, ya que las personas que cuente con esa habitación tendrá problemas de ira o será de las primeras personas que abandonen la casa o el hogar.

22. No aceptes comida a alguien de quien sospeches no te tenga buena fe o que creas que tenga envidia de tu hogar.

23. No prestes cuchillos y permitas que te los devuelvan porque de seguro pueden provocarte un divorcio o separación.

24. No cuelgues en tu casa adornos de yeso, a menos de que lo limpies con rituales de retiros, ya que atraen las malas rachas.

25. Pon un espejo en tu puerta a nivel de las visitas, para que al retirarse se lleven sus intenciones buenas o malas.

Plantas que protegen nuestro hogar

Albahaca

Es la estrella de los druidas.

Creencias y poderes: Mientras los chinos la emplean en el tratamiento de enfermedades renales, como diurético y contra afecciones respiratorias, la historia medieval nos cuenta que las brujas bebían su jugo para volar.

Marte es el planeta que rige esta planta, lo que le otorga una energía intensa y sumamente activa. En cuestiones de suerte, lleva una ramita en el bolsillo, para captar nuevos clientes en un negocio o aumentar los intereses.

Dónde colocarla: Esta planta regenera el aire, absorbe toda la energía negativa. Si en la casa hay una persona enferma o con depresión, sus hojas absorberán el malestar evitando que se propague. Como regalo trae muy buena suerte a un nuevo hogar.

Cactus

Es la planta de Saturno.

Creencias y poderes: El planeta regente de esta planta se caracteriza por su extrema severidad. Con sus espinas ahuyenta a intrusos y ladrones, absorbe la energía negativa que puede haber en el hogar.

Dónde colocarla: Es recomendable situarla en la parte extrema de la casa, patios, balcones, jardines, terrazas. Cuando se colocan dentro, se cree que puede retrasar planes o proyectos. Plantar cuatro juntos, cada uno orientado hacia un punto cardinal para que la protección de la casa sea total.

Caléndula

Hija del sol

Creencias y poderes: La tradición nos dice, que si una joven con los pies desnudos, toca los pétalos de esta flor entenderá el idioma de los pájaros. Si tienes que hacer frente algún tema legal, lleva contigo una flor en el bolsillo. Mirar fijamente a estos agrestes de color naranja se dice que fortalece la vista.

Dónde colocarla: Es una planta regida por el sol, por lo que hay que recoger sus flores al mediodía. Se la puede plantar en un jardín o en un lugar muy soleado. También se cree que una guirnalda de caléndulas. En la puerta de la entrada de la casa impide el ingreso del infortunio.

Hierbabuena

Es la hierba de la abundancia.

Creencias y poderes: Vela porque en el hogar no falte nada, propiciando la abundancia material, la salud de la familia y la armonía en la pareja. De intenso y penetrante aroma, al frotar sus hojas sobre la frente cura el resfriado y congestiones. Coloca una ramita debajo de la almohada para soñar con un futuro enamorado. Unas hojas en la cartera atrae la buena fortuna monetaria.

Dónde colocarla: Debe de estar en un espacio muy soleado. En una maceta colgante cerca de una ventana resultará un amuleto contra incendios, fantasmas y personas envidiosas. Para realizar una limpieza energética empezaremos con un pulverizador, por todas las estancias de la casa, de agua salada con tiernos trocitos de hierbabuena cortados a trocitos.

Helecho

Es la alegría del hogar.

Creencias y poderes: La tradición afirma que si llevas contigo una ramita de esta planta te llevará al encuentro de un tesoro oculto. En el campo se queman sus hojas para defender los cultivos de plagas.

Los helechos, en todas sus variedades, se asocian a la buena suerte económica; también nos ayudan a aliviar estados de melancolía, nos defienden de enemigos y torna en positivos sentimientos negativos propios o ajenos. Es ideal para combatir la depresión.

Dónde colocarla: Pon helechos cerca del umbral de la puerta de entrada a la casa para que resguarden su interior y alegren a sus habitantes. En un jarrón, con otras flores, tiene propiedades protectoras.

<u>Romero y laurel</u>

Son los leales guardianes.

Creencias y poderes: Cómo plantas solares que son, atraen la felicidad y el dinero. Si colocas hojitas de ambas especies en un incensario con daditos de carbón vegetal, al encender la mezcla el oloroso humo ahuyentara insectos y plagas.

Dónde colocarlas: Cómo protección, pon dos ramitas secas de laurel y dos de romero en un jarrón de vidrio en el pasillo de la entrada del hogar. Un laurel plantado cerca de casa protege a sus moradores de las enfermedades. El romero atrae las buenas vibraciones y se cuelga en la entrada de la casa para impedir que se acerquen los ladrones. Bajo la almohada aleja las pesadillas y los seres de bajo astral.

Ruda

Es la hierba de los mil usos.

Creencias y poderes: Regida por Marte, es la más popular de las plantas protectoras porque es aprovechable en una infinidad de usos mágicos. El prestigio que goza se remonta a tiempos muy remotos. En Grecia, Hipócrates la recomendaba para aliviar dolores y combatir epidemias, y entre los romanos el consumo de ruda permitía la cura del mal de ojo, su máxima virtud es alejar la mala suerte.

Dónde colocarla: Usa una ramita para salpicar con agua y sal todas las habitaciones de tu hogar. La ruda macho debe ubicarse a la izquierda de la puerta de entrada de la casa y la hembra, a la derecha. Una ramita atada con una cinta roja y colocada encima de la puerta de entrada de la casa, evitará que las energías negativas traspasen el umbral. La ruda macho es la que tiene las hojas más grandes y la ruda hembra es la que tiene pequeñas flores amarillas.

Limpieza energética para alejar vibraciones negativas en tu hogar

Vivimos tiempos difíciles, con problemas emocionales, dificultades económicas y crisis de diversos orígenes que hasta perjudican nuestra salud, por eso es crucial mantenernos fuertes de espíritu y sanos de mente.

Las limpiezas energéticas y sencillos rituales de defensa psíquica son eficaces herramientas para alejar de tu hogar, o de tu persona, las vibraciones negativas que se han ido acumulando. Purifica los ambientes de manera sencilla, con un elemento muy cotidiano: la sal.

Desde la antigüedad, la sal ha tenido un profundo poder simbólico y se ha empleado como agente purificador y disipador de energías negativas. En todos los rituales para invocar espíritus, se trazaba un círculo mágico con sal, en el que la persona permanecía protegida, ya que las entidades negativas no pueden atravesarlo, y si algún espíritu maligno lo intentaba, bastaba arrojar un puñado de sal para que desapareciera.

Como proteger a tus mascotas

El día de hoy les daré unos tips de cómo proteger a sus mascotas, ya que normalmente cuando realizamos algún trabajo mágico nos protegemos nosotros, pero debemos tomar en cuenta también a nuestros acompañantes.

Proteger la casa: esto es importante, ya que si tu espacio de trabajo está en dicho lugar estás moviendo energía de manera constante y por ende los que habitan en ella pueden verse afectados.

Vibrar en una frecuencia positiva: esto es fundamental, ya que un estado armónico, sin miedo rencores y odio es sano tanto para nosotros como para nuestras mascotas que son una fuente receptora.

Envolverlo en una burbuja: a que me refiero con esto a que visualicemos para el, que lo envuelve un círculo o una luz de protección. Nos pararemos frente a él colocaremos nuestras manos imaginando que una luz dorada lo envuelve mientras hacemos esto debemos pensar en cosas positivas Permanecer haciendo esto de 10 a 20 min, al finalizar darle un abrazo o un beso.

Ponerle un colgante de protección: podemos ponerle algún amuleto mágico previamente consagrado en su collar o un cuarzo previamente alunado. Esto es muy fácil de hacer lo dejamos toda la noche donde le den los rayos lunares y antes de que amanezca lo guardamos o se lo ponemos a nuestra mascota antes de que llueva.

Talla algún símbolo en su placa: esto es parecido a lo anterior, pero en este podemos poner una runa algún sigilo activado o para gente con más experiencia algún hechizo de protección.

Limpiar con hierbas: esto mediante el baño o con algún rociador, mucho cuidado con esto investigar previamente o consúltalo con su veterinario, ya que pueden causarle alguna alergia en la piel.

Ponerle un guardián: Mediante un ritual el que ustedes escojan llamar a un elemental para que lo protegiera cuando nosotros no estemos en casa.

Ponerle intención a lo que consuma: esto puede ser a su agua o alimento es parecido al punto 3, ya que algunos animales no suelen quedarse inquietos o son muy juguetones esto sirve un poco más para ellos. Antes de darle su agua o alimentos, visualizaremos lo que queremos para ellos, podemos usar una vela blanca si eso nos ayuda a concentrarnos un poco más, con el pensamiento en mente de lo que deseamos podemos repetirlo varias veces en nuestra mente o imaginar que está sano fuerte y feliz; haremos esto un par de minutos para finalizar apagamos la vela con algo. Nunca soplando la vela, después de esto nuestra mascota puede ya puede comer o beber esto.

Darle reiki: el reiki es la transmisión de energía actuando de manera directa en el problema físico y emocional para cambiarlo y sanarlo. Antes de hacer esto recomiendo meditar, darle reiki por lo menos 1 hora y poniendo más énfasis en la zona de malestar.

Pequeña oración para la gente que tiene poco tiempo: espíritu de la gran luz blanca, poder único que eres Diosa y Dios, aleja de mí "insertar nombre" todo mal, toda energía negativa ser o entidad que lo atormente. Hazlo sentir tu protección llenarlo de amor, líbralo de los seres malignos y de las personas mal intencionadas, dale alegría y fuerza para seguir en todo momento. Haz de él tu instrumento de armonía para el bien, permite que sus días sean llenos de vitalidad, que tu poder sea una luz que lo guíe y que lo salve en los momentos de destemple. En esta oración se pueden poner los nombres de alguna Deidad si así lo desean.

Algo que no recomiendo es limpiarlos con incienso o con lo que sea que produzca humo, ya que son sensibles de su olfato, tampoco recomiendo el uso de campanas, ya que su oído percibe los sonidos a un nivel más alto que el nuestro.

CAPÍTULO 10. CIERRES Y CORTES ENERGÉTICOS SEXUALES

¿Cómo puedes limpiar la energía sexual de tus exparejas o larvas sexuales?

Una pareja sexual puede producir en nosotros cambios positivos, pero también puede provocar tendencia a adicciones, enfermedades y estados maníaco-depresivos y larvas espirituales. Además de ser un derecho humano, la sexualidad humana es parte de la metafísica de una persona. De ahí que los cuidados básicos para una buena salud sexual impliquen, además, la descontaminación bioenergética de antiguas parejas sexuales. En el caso de la energía sexual, existen maneras de proveer cuidados y limpiezas básicos.

Tres poderosas técnicas para cortar los lazos energéticos con tus exparejas sexuales

Cuando tenemos relaciones sexuales abrimos nuestra energía a la de esa otra persona y por lo tanto creamos una relación a nivel energético, tanto con los aspectos positivos como negativos de nuestra pareja. Nuestras intenciones para tener sexo estén relacionadas con el respeto y el amor, ya que si solo usamos al otro para desahogar nuestra energía sexual, expresamos una vibración baja que atrae energías del mismo tipo.

Así que cuando hablamos de que al enamorarnos le "abrimos nuestro corazón" al otro esto es más literal de lo que pensamos. Ya que efectivamente hay lazos de energía e información entre tú y tu pareja. El cual se alimenta de sus sentimientos, experiencias, sueños compartidos y hasta planes para el futuro. Pero cuando la relación termina o pasa por momentos difíciles hay un cambio en este canal, pues la energía que pasa por él está cargada de sentimientos de ira, tristeza y resentimiento. Es importante saber que no solo nos acostamos con la persona, sino con todas las personas que se han acostado esa persona y viceversa, por lo que el canal debe estar limpio no solo físicamente, sino energéticamente. Si queremos tener una pareja nueva, tenemos que estar disponibles y haber cerrando ciclos.

Entonces ¿qué podemos hacer para cortar estos lazos energéticos y seguir adelante con nuestras vidas? Estas son dos opciones:

Visualización

Siéntate en una posición cómoda y erguida y primero sitúa tu atención en tu respiración hasta que sientas que tu mente se calma y tus pensamientos dejan de ir en todas las direcciones. Si gustas puedes añadir una vela o un incienso para ayudarte en la relajación. Luego, visualiza este lazo energético en tu cuerpo e imagina que lo puedes sacar del él y colocar con gentileza frente a ti. Es importante que mientras lo haces mantengas un estado de paz y amor, así como la consciencia de que es para tu propio bien y el mayor bien de todos (incluyendo tu ex pareja). Para ayudar a tu intención a hacerse presente con claridad puedes repetir en voz alta o nivel interior estas frases:

"Libero tu energía de mi energía. Te envío paz, amor y compasión. Aprecio el amor que compartimos, pero ahora es momento de dejarte ir. Te deseo lo mejor".

Luego imagina que tomas el lazo energético a la altura de tu corazón y lo cortas como si tuvieras unas tijeras energéticas en tus manos. Repítelo hasta que te sientas libre de la energía de tu ex pareja. Una vez que percibas esto puedes regresar a ti y decir:

"Estoy completa dentro de mí. Merezco ser amado por quién soy. Siempre estoy conectado con el amor divino y siento el amor a mí alrededor. Sé que nunca estoy solo".

Luego evoca una luz blanca de amor puro y deja que te llene por completo.

Huevo de obsidiana

Para las mujeres existe la opción de utilizar un huevo de obsidiana que les permita trabajar con los bloqueos y energías en todo su cuerpo energético pero especialmente en los dos primeros chakras. La obsidiana es una piedra que se deriva del enfriamiento de lava volcánica y es una piedra lunar. De tal manera que se coloca en la vagina por la noche antes de ir a la cama. Idealmente no debe de ser incómodo, sino tal y como colocarse un tampón. Esto permite que el músculo pubocoxigeo se contraiga y ejercite todo el suelo pélvico proporcionando mayor salud y placer sexual. A la mañana siguiente se requiere pujar con suavidad y poner la mano en la apertura vaginal para recibirlo y evitar que caiga. Luego se debe enjuagar con agua hasta la noche siguiente.

Quizá durante los primeros días el huevo se resista a salir fácilmente, en cuyo caso no se debe forzar, ya que esto indica que está trabajando en tu interior y saldrá por si solo cuando el trabajo esté terminado. Puedes usarlo 3 semanas y luego descansar durante tu periodo y repetir esto durante tres meses. Es posible que tengas sueños vívidos, tu intuición se agudice y los sentimientos que mantenías bloqueados salgan a la superficie para ser reconocidos y resueltos.

Es importante mencionar que debe utilizarse un huevo artesanal, calibrado y de obsidiana auténtica, sin muescas ni marcas, ya que estas podrían lastimarte. Además no se debe usar durante la menstruación, la lactancia, el embarazo, cuadros agudos de enfermedades mentales o cuando se acaba de pasar por una operación, en cuyo caso se deben esperar 3 meses. Asimismo es recomendable que mantengas una bitácora de tu experiencia para poder registrar tu proceso y hacer consciencia de él. Por otro lado si te sientes demasiado frágil o sensible, es recomendable también que busques el apoyo de un guía o terapeuta profesional familiarizado con el uso del huevo de obsidiana.

Cuarzo Blanco

El poder del cuarzo blanco preferiblemente de punto o cuarzo maestro, busca un lugar cómodo, enciende una vela preferiblemente blanca, acuéstate boca arriba, preferiblemente con ropa ligera sin ropa interior, introduce la punta del cuarzo dentro de la vagina, visualiza un puente de luz hacia todas las personas con las que has mantenido relaciones sexuales, no importa sino que recuerdas a todas, visualiza devolviéndole esa energía deposita en ti y agradece lo vivido. Una vez realizado el ritual toma el cristal abre un hueco en la tierra y devuélvelo.

Razones por las que debes ser muy cuidadosa a la hora de compartir tu energía sexual

Por supuesto que es maravilloso el placer que sientes cuando te enlazas y haces clic sexual con alguien, es magnífica la sensación y los suspiros que te produce este encuentro que hasta quisieras tenerlo a diario. Sin embargo, debes tomar en cuenta todo el juego de energías que se da en el acto, ya que, de acuerdo a las leyes de la energía sutil, el sexo es una puerta de intercambio vibracional. Así que mejor usa tu energía sexual con responsabilidad porque, así como hay buena vibra en la energía sexual, también hay mala vibra. Si te contaminas, puedes contagiarte de miedos que no son tuyos, de pensamientos que no son tuyos, hasta de conductas tóxicas que no son tuyas. Y es que, aunque pienses que es cosa insignificante, haya amor o no haya amor, estás compartiendo tu energía entera y literalmente estás desnudando tu alma. Solo piensa en esto: ¿qué sucede con tu organismo cuando comes alimentos saludables y qué sucede con tu organismo cuando te alimentas de comida chatarra? Pues algo similar pasa con la energía que permites acceder en tu campo. Así que nunca duermas con alguien que no te gustaría ser.

Más allá de todo prejuicio moralista, toma en cuenta que la elección de tu pareja sexual determinará la salud de tu energía también. Te cuento que, de acuerdo al Tantra, la energía sexual es la más poderosa de todas porque justo es la fuerza que crea vida. Y así como puede ayudarnos a expandir la conciencia, si es mal utilizada, también puede perjudicarnos de sobremanera sobre todo a nivel emocional y físico, ya que es una energía que está vibrando muy bajo.

Existe algo que se conoce como aura sexual y cuando tenemos intercambio sexual, también intercambiamos la energía del aura y los mutuos bloqueos y estos incluyen todos nuestros miedos inconscientes e incluso las adicciones y los conflictos de nuestro inconsciente. Además, considera que también existen los vampiros sexuales, aquellos que debilitan tu energía porque en el acto sexual la consumen completa y tú pierdes tu equilibrio.

El esoterismo dice que recibes el karma del hombre porque tú eres quien recibe su energía.

Estás recibiendo energía que no es tuya y esa energía vienen con todo y sus obstáculos mentales y emocionales. Su karma puede convertirse en el tuyo y en este caso sus emociones y sensaciones no resueltas pasan a formar parte de ti. Hay investigaciones que afirman que el material genético de tus ex parejas puede transmitirse a tus hijos.

Más allá del puritanismo, es esencial que hagas una selección de energía que indudablemente implica también un intercambio de información. Suena un poco a ficción, sin embargo, no es tan descabellado como parece al menos hay investigaciones que lo confirman.

Ritual para limpiar lazos sexuales energéticos negativos con sal de mar

Si quieres embarazarte o tienes planes, antes, date baños de tina con sal marina y toma un puñado pasando la mano empuñada por todo tu cuerpo sin que la sal te toque directamente. Siente como se lleva toda la negatividad y la energía que no te pertenece. Enjuaga tu cuerpo con agua limpia.

Si el lazo energético fue negativo, recibirás sus bloqueos y puedes sentir desequilibrio emocional.

Las emociones de tu pareja y de las exparejas de tu pareja, forman parte de su campo áurico. Si tu pareja sufre de desequilibrios emocionales, es posible que tú te intoxiques sin una causa o motivo aparente. Puedes sufrir tristeza, ansiedad o angustia sin saber por qué.

Mantén tu energía purificada y fortalecida con alimentos que crearán una barrera de protección.

El chakra raíz es el campo energético donde se aloja tu sexualidad. Es la energía que te mantiene conectada a la tierra y por lo tanto debe estar en perfectas condiciones para no contaminarse. Consume alimentos que contengan proteína, alimentos que crecen dentro de la tierra y minerales. Puedes tener pensamientos obsesivos o conductas extremistas en relación con tu sexualidad. Ya sea que sea una conducta compulsiva o un rechazo total a la sexualidad, ambos polos hablan de un desequilibrio como resultado de la contaminación de tu energía. Es importante que vivas convencido de que la sexualidad tiene fuerza y poder para crear, no obsesionarte ni tampoco rechazarla.

Armoniza tu chakra raíz rodeándote de color rojo, meditando y haciendo ejercicios de movimiento de cadera

Usa ropa interior roja y vístete de rojo. Practica una meditación guiada para armonizar este canal y practica ejercicios de yoga donde haya suaves balanceos de cadera para que puedas armonizar. Después, ve a una terapia con cuarzos para sellar tu armonización.

Porque al ser contaminada por una baja vibración, empiezas a atraer baja vibración en todos lados.

Puedes sentirte agotada, débil e incluso con poco ánimo. Puedes notar que tu ambiente se llena de toxicidad también. Te topas con muchas quejas de otros hacia ti, con conflictos en el entorno, te dan dolores de cabeza y se te quitan las fuerzas.

Practica el ritual de las tijeras energéticas y haz una meditación para cortar los lazos

Visualiza a cada una de tus parejas sexuales y realiza un ritual con cada una. Imagina a la persona frente a ti y enciende una vela blanca en ese lugar. Imagina unas tijeras energéticas visualizando el lazo a la altura del chakra raíz. Siente como cortas y a la vez repite: Corto estos lazos con y el nombre completo.

El desequilibrio de tu energía sexual puede causarte dificultades económicas.

El desequilibrio en ese canal de energía que es la raíz, hace que dudes de tu derecho a la abundancia y causa bloqueos mentales en tu economía.

CAPÍTULO 11. RITUAL PARA VOLTEAR TRABAJOS DE MAGIA

Vivimos en un mundo, donde muchas personas, piensan que no existe la magia negra y su poder sobre nosotros, por tal motivo más debemos ser conscientes, es muy cierto que a lo que le damos poder se multiplica, afectando nuestro campo energético, en todas las áreas: amor, salud y prosperidad, es por esa razón que siempre es bueno, tener a la mano este tipo de rituales del cual puede ayudarte o a algún ser querido.

Las personas que recurren a estas prácticas son personas con malas intenciones que buscan herir a otros, atraer el amor a la fuerza, separar parejas o causar el mal, a esto se le conoce como magia negra. Recordemos la ley de causa y efecto. A continuación un ritual fácil de hacer:

Materiales:

    1 velón azul, morado o blanco
    1 vaso de cristal
    1 plato pequeño blanco
    Sal

Preparación:

Toma el velón y escribe tu nombre completo 9 veces, por donde está la mecha para encender el velón.

Toma el vaso colócale agua y voltéalo en el plato, toma el velón y colócalo al revés no por la mecha y colócalo encima del vaso y di no es este velón que volteo si no toda brujería o sortilegio que me hayan hecho.

Colócale al rededor del vaso sal marina. Y enciende el velón.

Y repite la oración de revocación de san Miguel, Ensalmo de san Miguel y Oración de Juan volteo.

CAPÍTULO 13. ORACIONES

Oración a los cuatro elementos

Oh, Gran Espíritu del Norte,

invisible espíritu del aire,

y de los frescos y fríos vientos,

oh, vasto e ilimitado Abuelo cielo,

tu aliento vivo anima toda vida.

Tuyo es el poder de la claridad y de la fuerza,

el poder de oír los sonidos internos,

de barrer los viejos modelos,

y de traer el cambio y el desafío,

el éxtasis del movimiento y la danza.

Oramos para alinearnos contigo,

para que tu poder fluya a través de nosotros,

y sea expresado por nosotros,

por el bien de este planeta

y de todas las criaturas que lo habitan.

Oh, Gran Espíritu del Este,

radiación del sol naciente,

espíritu de los nuevos comienzos.

Oh, abuelo Fuego, gran fuego nuclear del Sol,

el poder de la energía de vida, chispa vital,

el poder de ver a lo lejos y de imaginar con valentía,

el poder de purificar nuestros sentidos,

nuestros corazones y nuestras mentes.

Oh, Gran Espíritu del Oeste,

espíritu de las grandes aguas,

de la lluvia, de los ríos, lagos y manantiales.

Oh, Abuela Océano,

profunda matriz, útero de toda vida,

el poder de disolver los límites,

de liberar las ataduras,

el poder de saborear y sentir, de limpiar y sanar,

gran oscuridad bendita de la paz.

Oh, Gran Espíritu del Sur,

protector de la tierra fructífera,

de todo lo verde que crece,

los nobles árboles y hierbas,

Abuela Tierra, alma de la naturaleza,

el gran poder de lo receptivo,

de la nutrición y la persistencia,

el poder de crecer y producir flores del campo

y frutos del jardín.

Bendigo tu vida con siete hierbas

"Bendigo tu vida con hojas de ruda, para apartar de ti el dolor.

Y, con ellas, convocó a Marte y al fuego, para curar tu corazón roto. Para que seas capaz de devolver cualquier hechizo, para que tengas el poder de convocar el rocío de las luciérnagas y sanar las heridas de tus jardines.

Bendigo tu vida con hojas de albahaca, para que vueles más allá de los atardeceres. Y, con ellas convoco a Marte y al fuego, para que te den la riqueza de cariño, para que te otorguen la fuerza de las brujas blancas y te liberen de las mariposas de la tristeza.

Bendigo tu vida con hojas de romero, para que te cuiden de la enfermedad y te proteja del mal de amores.

Y, con ellas convoco al gran Sol y al fuego para que aparte de ti, los ladrones de vida y de sueños.

Para que su guirnalda, te brinde el poder de los gnomos.

Bendigo tu vida con hojas de salvia, para cumplir tus sueños y tus albores.

Con ellas, convoco a Júpiter y el aire para que te cuiden del mal de ojo, para que te den la protección de la hoguera de jade y te regalen sabiduría de los grandes espíritus de los campos.

Bendigo tu vida con hojas de tomillo, para sanarte y atrapar tus pesadillas, y con ellas, convoco a Venus y el agua para purificarte.

Para cuidarte en el amor, para sembrar en ti, valor y apartarte del sufrimiento.

Bendigo tu vida con hojas de lavanda, para que te den paz y felicidad.

Y, con ellas convoco a Mercurio y al aire, para que aparten de ti las penas y te llenen de júbilo, que te otorguen los dones ancestrales de los duendes y los poderes del bosque.

Bendigo tu vida con hojas de laurel, para que florezca en ti fortaleza.

Y con ellas convoco al rey sol y al fuego, para que las buenas profecías se cumplan.

Para que te ayuden a deshacer maldiciones y malos encantamientos, para que te den fuerza y te sea dada la buena fortuna.

Bendigo tu vida con siete hierbas, con siete hierbas bendigo tu vida

Oración a San Miguel Arcángel de revocación

Oh poderoso y gloriosa San Miguel Arcángel, tú que eres el encargado de todo en la tierra, en esta hora y en este momento te elevo mi súplica, con ella te prendo una vela, para que le des un giro importante a mi vida, que inviertas cualquier trabajo de magia negra, sortilegio o trabajo que no me deja avanzar como lo deseo. Ayúdame querido y apacible San Miguel y yo prometo servirte en cuerpo y alma.

Te pido en esta hora y este santo momento, por mí, por las personas que amo, te pido que en todos los sentidos el mal sea rechazado y sacado de mi vida, que todos los malos augurios de mis enemigos se reviertan, que todo lo que ocurra para mí sea positivo, que todo en este día esté a mi favor, que esa persona que quiere hacerme daño se le devuelva todo lo que me desea 7 veces y que su vida se convierta en un martirio así como el que vivió Jesús en la Cruz.

Que todas las cosas que quiera hacer le salgan mal, por desacatar las palabras sagradas de Dios, por estar haciendo cosas que no son de Dios, que se sienta perdido, acosado acorralado, que en sus acciones no encuentre sosiego ni amparo, que caiga todas las veces que cayó Jesús cargando la cruz, que la tercera vez que caiga sea ante mí, ante mis pies para que me pida perdón por haberme ofendido, por el daño que me hizo.

Oración de limpieza profunda

Yo, Rompo, destruyo, desintegró y pulverizó toda cuántica transgeneracional negativa que traigo instaurada del árbol genealógico de mi padre y mi madre, desde la primera generación que formo a sus familias hasta la herencia que hemos recibido de ellos en esta vida. Elimino por consiguiente todo dolor, tristeza, maldición que haya caído sobre ambas descendencias y mi persona, mentiras, sufrimientos, sufrimiento colectivo, pena, soledad, trauma de parejas, vicios de toda índole (droga, sexo, alcohol, ludopatía, lujuria, obesidad) excesos por ansiedad, miseria, miedos, esclavitud laboral o dependencia laboral, infelicidad, tragedias, baja autoestima o carencia de autoestima, depresiones, egoísmo, despotismo, enfermedades de todo tipo heredadas, fobias, depravación de cualquier índole, alteraciones a llevar una vida de pareja normal, armoniosa, rebeldía a la familia, maltratos, vejación, desamor, suicidios espirituales, suicidios físicos, adicciones a conflictos, sacrificios, solidaridad de alma con alguno de ellos, siniestros, accidentes, dogmas religiosos errados, eliminó todo espíritu competitivo negativo que me genere envidia, odio y resentimiento hacia los demás, eliminó y desecho todo daño espiritual producto del resentimiento, libero la pobreza mental y física que se me haya generado o heredado por vivir en esta y otras vidas, así como borro todo recuerdo en mi memoria celular que este grabado en mi subconsciente desde mi primera reencarnación en el plano terrenal hasta la presente, que sea de orden negativo, traumático, todo programa de terror, pánico, temor o miedo, dañino, problemático, destructivo, que genere memoria consciente en esta vida. Elimino el sedentarismo, la flojera, la pereza, todo estado de paralización que me impida movimiento, destruyo todo karma que arrastre yo de ellos convirtiéndolo en amor. Elimino todo voto de renunciación, castidad, pobreza, silencio, sacrificio, obediencia, celibato, sumisión, claustro, martirio, que haya hecho por pertenecer a una congregación religiosa de cualquier índole desde primera reencarnación en el plano terrenal, hasta mi existencia actual. Rompo todo pacto que haya hecho con un alma en vidas pasadas y que no me permita mi evolución, que me ate, me sacrifique, me dañe, me estanque. Sacando todo esto de mi ADN, tráiler, órganos, células físicas y energéticas, cromosomas, de mi sangre, de todos mis siete cuerpos energéticos, así como todo pacto que inconscientemente haya hecho con la oscuridad, por desconocimiento de las órdenes de leyes espirituales, disolviéndose en los sistemas de excreción (en el sudor, las heces, la orina) para ser sacado y eliminado para siempre y por siempre incluyendo en mis siguientes reencarnaciones y vidas, a su vez cierro todo portal, puerta, vórtice, agujero que esté abierto de oscuridad y que yo desconozca. Decretando e instaurando un sistema de salud, amor, abundancia, prosperidad, serenidad, confianza, felicidad guiado bajo las leyes universales.

Lo decreto aquí y ahora. Hecho está. Así es. Así será. Gracias, gracias, gracias. Amén.

CAPÍTULO 13. MOTIVOS POR LOS QUE LOS HECHIZOS NO FUNCIONAN

En ocasiones, las personas que deciden realizar hechizos para solventar situaciones que los afectan, suelen experimentar episodios de ira y frustración, cuando los hechizos no funcionan, en el menor tiempo posible.

Estos sentimientos negativos pueden incrementarse, si otro individuo realiza el ritual y consigue lo que desean.

Existen diversas razones (internas y externas) por las que algunos hechizos no funcionan según lo esperado, y esto no es una excusa para perder la fe o desprestigiar las creencias ajenas.

<u>No seguir los pasos del ritual</u>

La mayoría de los hechizos exigen que el ejecutante cumpla una serie de pautas específicas. Si bien es cierto que algunos ingredientes pueden tener sustitutos aceptables, por norma, los procedimientos deben respetarse.

Generalmente, los pasos fundamentales que deben acatarse durante la ejecución de rituales se refieren al tiempo (día, hora, momento) y el lugar (espacios cerrados o entornos naturales).

<u>Estafa</u>

Existen personas inescrupulosas, sin conocimiento mágico real, que se aprovechan de las necesidades de otros, para recibir beneficios (económicos, y hasta sexuales).

Estos individuos realizan hechizos ficticios, para engañar a los solicitantes y recibir ganancias. Otros pueden incluso no ejecutar nunca el ritual (porque lo desconocen) e igual cobrar por ello.

Falta de objetivos claros

Esto es un punto importante. Antes de efectuar hechizos o rituales es indispensable que tengas el objetivo final claro. Ser específico con los detalles, es una de las mejores cualidades en el mundo esotérico.

Por ejemplo, Juan práctica un ritual para tener un coche. Juan no especifica el modelo, el color, ni siquiera el tipo de coche que quiere. La semana siguiente, un familiar le regala un coche de juguete a Juan.

En este caso, el Universo (o la Divinidad) respondió a la solicitud de Juan, pero como este no fue preciso en los detalles de su deseo, movilizó las energías de lo que tenía más cerca (un coche de juguete).

¿Deseo verdadero o del ego?

Este aspecto guarda relación con el punto anterior. Aunque se tenga el objetivo claro, a veces los hechizos no funcionan porque se trata de caprichos, y no de deseos verdaderos.

Los caprichos responden al ego y a las apariencias, mientras que los deseos verdaderos están en conexión con el ser interior, las emociones y las necesidades de la persona que ejecuta el ritual.

Autosabotaje

El pesimismo y la negatividad son los peores enemigos de rituales y hechizos. Pensar "no vale la pena", "estoy perdiendo el tiempo", o "esto no sirve para mí", atenta directamente contra tu intención.

Al momento del ritual, el practicante debe ser un canal limpio. Esto quiere decir, que debe mantener elevadas sus vibraciones y alinear sus pensamientos con el aspecto positivo de lo que quiere alcanzar.

De lo contrario, el mismo individuo saboteará todas las iniciativas que pueden acercarlo a sus objetivos.

Bloqueos personales

Además de la negatividad interna, existen otros tipos de bloqueos personales, que actúan en contra de las energías de hechizos y rituales. Primero, la falta de confianza, y segundo: las vidas pasadas.

En el primer caso, si no tienes fe en tus capacidades y en el trabajo ritual que estás desarrollando, nunca obtendrás resultados que te hagan sentir satisfecho, si es que consigues algún resultado.

Las personas que tuvieron vidas pasadas relacionas con el mundo de la magia y los hechizos, pueden traer bloqueos relacionados con éstas, en especial si por sus habilidades fueron despreciados o maltratados.

En este caso, lo mejor es aplicar técnicas de sanación espiritual que permitan eliminar las energías residuales. Lo mismo puede ocurrir con personas que experimentaron una gran religiosidad, en existencias anteriores o la presente.

Falta de compromiso

Una de las causas, porque las que no tenemos efectividad en los rituales, es porque tenemos poco compromiso, entre el dar y el recibir, ya que en el intercambio debe ser un intercambio mutuo, responsable y consiente, del tiempo que te dedican los guías o terapeutas espirituales, ya que el universo no conocer de deudas, al no pagar un trabajo espiritual o dar desde la voluntad, recibirás de acuerdo a como das, si das poco recibirás poco, cuando des da sin miedo, desde una mente prospera y el universo responderá con mayor efectividad a tus peticiones.

ÍNDICE

INTRODUCCIÓN 11
CAPÍTULO I. 13
LOS ELEMENTOS DE LA NATURALEZA 13
Los dadores de la vida 14
CAPÍTULO II 15
AGUA 15
CAPÍTULO III 16
LA TIERRA 16
CAPÍTULO IV 17
EL FUEGO 17
CAPÍTULO V. EL AIRE 17
CAPÍTULO VI 18
ETER 18
CAPÍTULO VII 18
CONSEJOS DE LA ABUELA 18
Ocho consejos de la abuela para ser una mejor persona 19
Cuatro consejos fáciles de la abuela con los elementos 24
CAPÍTULO 7. 26
LOCALIZACIÓN DE LOS 5 ELEMENTOS EN NUESTROS CHAKRAS 26
CAPÍTULO 8. 27
RECONECTADO CON NUESTRO CUERPO 27
De acuerdo a tu elemento, ¿cómo se relacionan con tu personalidad? 30
Conectando de forma consciente con la madre naturaleza en tu camino 32
¿Qué tipos de amigos atraes? 33
¿Cómo te relacionas con otros elementos? 34
Trace pasos para conectar con tu guía espiritual y sentir su presencia 34
CAPÍTULO 9. CONJUROS, RITUALES Y AMULETO 41
Baños de hierbas amargas y baños de hierbas dulces 43

¿Cómo preparar los baños?... 44
Las Hierbas, ¿para qué las usas? 46
Hierbas y flores mágicas 51
Hierbas Ancestrales 59
Lista de hierbas usadas en los atados: 63
Siete Baños para abrir tus caminos 68
Baño de florecimiento 70
Baños mágicos: siete baños 72
AGUA FLORIDA 73
Baño de naranja... 76
Baño para desatrancar... 77
¿Qué es el agua de luna o elixir Lunar?.. 78
Agua de luna y los secretos 82
Ritual de luna nueva 84
Que nuestros días sean perfumados como aroma de incienso. ... 87
Poderes de la Salvia 93
Ajo protector... 96
Poderes del Romero.. 97
Poderes del Laurel... 98
Poderes de la sal negra 99
Poderes del muérdago 102
Poderes de La canela 106
Ritual de Canela..106
Poderes de la hierbabuena...107
Poderes del azufre 109
Poderes de la cascarilla 111
Poderes de la piedra de alumbre 113
Estrella de la prosperidad 121
Eliminar bloqueos y obstáculos atrayendo lo positivo 122
Amuleto para atraer dinero 127
Hechizo para cobrar deudas 128
Larvas astrales 129

¿Quién no ha tirado un puñado de sal sobre el hombro izquierdo para prevenir la mala suerte?.. 134
Ritual para la protección familiar 134
Hechizo de protección diaria 135
La pulsera de los 7 nudos rojos.. 136
Amuletos con llaves para tu suerte 136
Ritual para saber si te han hecho algún trabajo 142
Amuleto para encontrar el amor 144
Las velas y los colores... 145
Como interpretar la llama de las velas....................................... 146
Significado de los restos de las velas 147
Vela de miel día 11 y 22 de cada mes 151
Sahumerios 152
Incienso, Sahumerio Medicinal 154
Las principales hierbas y sus beneficios 155
Limpieza con Plumas 156
Abanicos de Plumas.. 157
Dar Aliento a Las Plumas Chamánicas 158
Sahumar con cáscara de cebolla 161
Limpiezas ancestrales, poderosas y efectivas 162
Los olores nos avisan o advierten 163
Enfermedades de las casas 165
Despréndete de lo que no usas 167
¿Por qué muchos animales aparecen en su casa?.................... 169
Objetos que no debes conservar en casa 170
Plantas que protegen nuestro hogar... 173
Limpieza energética para alejar vibraciones negativas en tu hogar
.... 177
Como proteger a tus mascotas 178
CAPÍTULO 10. CIERRES Y CORTES ENERGÉTICOS SEXUALES 180
Tres poderosas técnicas para cortar los lazos energéticos con tus exparejas sexuales 181

Razones por las que debes ser muy cuidadosa a la hora de compartir tu energía sexual 185
CAPÍTULO 11. RITUAL PARA VOLTEAR TRABAJOS DE MAGIA 189
CAPÍTULO 13. ORACIONES 190
Oración a los cuatro elementos 190
Bendigo tu vida con siete hierbas 192
Oración a San Miguel Arcángel de revocación 194
Oración de limpieza profunda 195
CAPÍTULO 13. MOTIVOS POR LOS QUE LOS HECHIZOS NO FUNCIONAN 197
REFERENCIAS BIBLIOGRÁFICAS 204
BIOGRAFIA 205

REFERENCIAS BIBLIOGRÁFICAS

Plantas básicas botiquín mágico - (anoo) Parte del texto: Enciclopedia de Hierbas Mágicas Scott Cunningham

BIOGRAFIA

Lucy Marín. Munay Weyu

La chamana de la gran sabana

Psico-terapeutaholística, nació con el don de la videncia, es sanadora bioenergética en terapias chamánicas ancestrales, licenciada en educación especial, con postgrado en planificación, como terapista y psicopedagoga. Fue Directora de la escuela de niños con necesidades educativas especiales, del municipio Gran Sabana, en la comunidad indígena de Makru-Venezuela, proyecto del que fue parte. Es también conocida como la Chamanade la Gran Sabana, Munay Weyúy mujer medicina del Roraima. Es fundadora de la escuela chamánica universal internacional, activa actualmente en España, antes llamada escuela chamánica holística para la vida, la cual se encarga de dar herramientas y formaciones para despertar el chamán que habita en ti. Facilitadora de ASES – Activación, Sintonización y Equilibrio del Ser y de los encuentros vivenciales activando la magia del amor y la aventura mágica y chamánica al Roraima, en búsqueda de la visión del encuentro consigo mismo, a través de la vivencia con la naturaleza. También facilita talleres y cursos de crecimiento personal, PNL, terapia emocional, arte-terapia, sonoterapia y acompaña al despertar del ser con herramientas integrativas a través de medicinas ancestrales, entre otros. Experta en sanaciones y masajes bioenergéticos, sexualidad sagrada, cristaloterapia, limpiezas áuricas y medicinales, terapias álmicas, turismo místico, consultas psíquicas y espirituales, rituales ancestrales. Guía espiritual, consteladorachamánica ancestral, para la búsqueda y reconexión del ser. Su objetivo es ofrecer herramientas y soluciones fáciles y efectivas, personalizadas e individualizadas para que cada uno pueda empezar asumir la responsabilidad ante su vida y convertirse en su propio alquimista, abordando la enfermedad en todos sus aspectos: físico, mental, emocional y espiritual, en pro de una mejor calidad de vida en las áreas de la prosperidad, el amor y la salud.

www.ingramcontent.com/pod-product-compliance
Lightning Source LLC
Chambersburg PA
CBHW020647220526
45464CB00001B/330